코로나19 백신

현직 의사들이 친절하게 알려드립니다

코로나 19 백신

김현수 · 김대중 · 허중연 지음

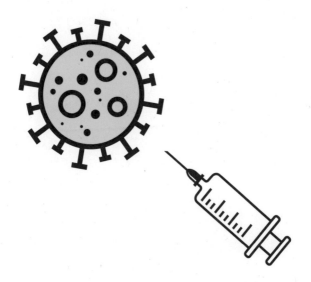

Denstory

추천사

⋮

마스크 착용과 사회적 거리 두기가 일상이 된 지금, 모두가 팬데믹 피로를 느끼고 있다. 다행히 모두가 염원하던 코로나19 백신이 개발에 성공하여 접종을 시작하게 돼 팬데믹 탈출의 희망에 성큼 다가서게 됐다. 코로나19 백신에 대한 알파이자 오메가를 담고 있는 이 책은 백신에 대한 가짜 뉴스와 잘못된 정보를 치료하는 처방전이다. 코로나19 백신 접종은 개인의 감염 예방과 더불어 집단면역에 기여함으로써 팬데믹을 물리치고, 마스크 없이 살 수 있는 세상을 빠르게 되찾아 줄 것이다.

김우주 | 고려대학교구로병원 감염내과 교수, 전 대한감염학회 이사장

'백신의 기초부터 코로나19 백신까지'라면 여타의 의학 지식 정보서와 다를 바가 없을 텐데, 이 책은 프랑스 사람들의 백신 거부 기원부터 빌 게이츠가 음모론에 휘말릴 수밖에 없는 이유와 주사 공포증 극복 방법, 그리고 코로나19 백신 접종의 사회적 의미까지 그 주제를 확장하고 있다. 유해 정보와 가짜 뉴

스를 잘 정리하고 백신 뉴스도 따로 만들자는 제안도 한다. 백신 임상시험을 하는 감염내과 의사와 당뇨 역학 연구자와 정신과 의사가 만나 걸작을 만들었다. 부럽다. 자랑스럽다.

최영화 | 아주대학교병원 감염관리실장·감염내과장

당신은 백신을 맞을 것인가? 이 질문의 답은 '우리가 바라는 사회는 무엇인지', '그 사회는 어떻게 만들어져야 하는지'에 대한 생각에 숨겨져 있다. 코로나 시기, 몸과 마음의 백신을 주장해온 저자들이 이제 가장 큰 주목을 받고 있는 백신과 백신 접종 뒤에 숨어 있는 수많은 정치·경제, 윤리 그리고 심리의 문제를 다룬다. 폭넓은 지식에 기반해 코로나 백신 그 자체와 사회를 위한 백신에 대해 깊이 있는 성찰을 제공한다.

백종우 | 경희대학교병원 정신건강의학과 교수, 중앙자살예방센터장

백신에 대한 대중의 관심이나 지식수준이 지금보다 높았던 때는 인류 역사상 없었다. 동시에 백신에 대한 불신이나 오해가 지금처럼 팽배했던 적도 없었다. 모두가 백신 이야기를 하지만, 대부분의 사람들은 백신 관련 이슈를 정확하게 파악하지 못하고 있다. 게다가 가짜 뉴스와 음모론이 사람들을 현혹한다. 백신의 도움 없이는 결코 과거의 일상으로 돌아갈 수 없게 된 지금, 백신에 대한 기본적 사실들을 올바르게 이해하는

것은 어쩌면 백신의 개발보다 더 중요한, 인류가 직면한 최대의 과제일지도 모른다. 이 책은 우리가 흔히 백신에 대해 품게되는 세세한 질문들에 친절히 답한다. 대중의 '백신 리터러시'를 일거에 높일 수 있는 탁월한 도구다.

박재영 | 『청년의사』 편집주간

갑작스럽게 찾아온 코로나19 때문에 두려움, 혼란, 불안과 함께한 지도 벌써 1년이 넘었다. 전 국민 백신 접종이라는 또 하나의 큰 고비를 앞둔 요즈음, '백신 119'와 같은 필독서가 출간되어 무척 반가운 마음이다. 백신의 A부터 Z까지 총망라한 전문 지식과 과학적 근거로 우리에게 안심을 가져다준다. '침착하게 당황해하기'의 일상 속에서 우리는 두려움이 아닌 사랑을 선택해야만 한다. 그래야 나도 살고 우리의 공동체도 건강하게 함께 잘 살아갈 수 있다!

최은숙 | 경기 과천중학교 교장

코로나19 상황이 장기간 지속됨에 따라 우리는 감염을 예방하는 의학적 방역뿐만 아니라 사회·심리적 방역의 중요성을 더욱 절감하고 있다. 이 책은 백신 접종을 앞둔 우리가 공론의 장에서 함께 생각하고 논의해야 할 문제들을 다각적으로 잘 짚어주고 있다. 백신에 관한 기본적인 정보뿐만 아니라 접종 순서를 둘러싼 갈등, 합리적인 판단을 흐리게 만드는 가짜 뉴스 등 우리가 직면하고 풀어야 할 다양한 문제들을 제시함으로써 의미 있는 논의의 장을 마련하고 현재의 상황에서 새로운 희망을 만들어나갈 단초를 제공해준다.

류승화 | 서울 오류중학교 교사

매일 코로나19 백신 관련 뉴스들이 쏟아져 나오지만 그럼에도 잘 몰랐던 백신에 관한 지식들을 이 책을 통해 한 번에 채울 수 있었습니다. 백신을 알게 되자 코로나19에 대해 갖고 있던 막연한 두려움이 걷히는 느낌입니다. 방역 수칙 준수로 코로나19의 위기를 잘 넘기고 있는 우리 앞에 이제는 백신 접종이라는 새로운 과제가 추가되었습니다. 집단면역이 이루어지는 과정에서 나타날 수 있는 사회적 갈등을 예방할 수 있는 마음 백신은 이 책을 읽고 주변 사람들과 많은 이야기를 나누는 것이 아닐까 합니다.

박혜은 | 서울 목운중학교 교사

안전하고 건강한 사회에서 살아가기 위해서는 코로나 백신에 대한 정보가 중요한 시대가 되었습니다. 이 책을 따라가다 보면 넓고도 깊은 백신 리터러시로 한 걸음 다가서는 것을 느끼게 됩니다. 백신의 탄생부터 종류와 의미에 이르기까지 백신에 관한 고급 지식을 쉽고 재미있게 제공해주고 있습니다. 또한 팬데믹 상황을 종식시키는 방편으로 새로 개발된 백신 사용에 대한 여러 가지 염려를 진솔하게 나누는 기회의 장도 마련해주고 있습니다.

이경희 | 경기 이천양정여자중학교 교사

세계보건기구가 코로나 팬데믹(전 세계적 대유행)을 선언한 후 1년 동안 우리는 코로나19와 함께 하루를 시작하고 하루를 마감하는 생활을 하고 있습니다. 매일 아침 10시가 되면 문자로 전날 발생한 코로나 환자의 수를 보고(?)받습니다. 매일 아침 집을 나설 때 마스크를 깜빡하고 나왔다면 다시 집으로 들어가는 엘리베이터를 타야 합니다. 1년 만에 전 세계적으로 코로나19 확진자 수는 1억 명이 넘었고 237만 명이 이 병으로 사망했다고 합니다. 앞으로도 얼마나 더 코로나19가 지속될지 알 수 없으므로 사람들은 더욱 우울해져가고 있습니다. 하지만 코로나19는 결국 사람을 이길 수 없을 것이고, 사실 사람도 코로나19 바이러스와 타협하는 시기가 올 것입니다.

인류에게 감염병의 대유행은 역사의 변곡점이었습니다. 페스트의 유행을 통제하지 못했던 유럽은 중세의 암흑기에서 근세로 넘어갈 수밖에 없었음을 우리는 잘 알고 있습니다. 과거 페스트로 인구의 상당수가 사망하는 대참사가 벌어졌다고 하는데, 지금 생각해보면 제대로 된 치료제 하나 없는 그 암울한 시절을 인류가 어떻게 이겨냈는지 궁금합니다.

1918년 발생한 스페인 독감은 어땠을까요? 제1차 세계대전과 함께 찾아온 스페인 독감으로 5000만~1억 명이 사망했다고 합니다. 일제강점기였던 당시 조선에서도 14만 명이 무오년 독감(서반아 감기)으로 사망했다고 하는데, 일제의 수탈로 지쳐 있는 가운데 찾아온 스페인 독감이 조선 사람들을 3·1 독립만세운동에 나서게 한 계기는 아니었을까요?

이제 1년, 어쩌면 짧은 기간이지만 코로나19 대유행이 우리의 사회, 경제 활동에 끼친 다양한 영향은 아마도 중세에서 근세로 변하는 세기적 변화에 비견될 수도 있는 사건일 것입니다. 포스트코로나 시대를 준비해야 한다는 말을 많이 하는 이유도 여기에 있다고 하겠습니다.

지난 1년 동안 인류가 코로나19에 대응하고 있는 방식을 보면서 어떤 느낌을 받으셨나요? 100년 전 스페인 독감 시절에도 마스크를 쓰고 있는 사람들의 사진을 보면서 달라진 게 하나도 없다고 생각할 수도 있습니다. 미국이나 영국 같은 선진국이 코로나19에 속수무책으로 당하는 걸 보면 안타깝기도 합니다.

하지만 백신 얘기로 들어가면 좀 다릅니다. 중국에서 코로나19 바이러스의 유전자에 대한 정보가 발표된 시점에 많은 회사가 백신 개발에 뛰어들었고, mRNA 백신이나 바이러스 벡터 백신 등이 수개월 만에 개발되어 임상시험에 들어갔습니다. 그리고 1년도 채 되지 않은 2020년 12월, 영국에서는 코로나19 백신 접종이 시작되었습니다.

이제 우리의 운명이 바이러스에 온전히 맡겨질지, 아니면 인류의 지혜를 통해 감염병을 통제 가능한 수준으로 만들 수 있을지는 코로나19 백신 접종의 결과가 말해줄 것입니다.

이제 우리나라에서도 코로나19 예방 접종이 시작되었습니다. 그리고 그 과정에서 여러 혼란과 논쟁, 심지어는 유언비어가 오고 갈 것입니다. 백신과 관련한 다양한 정보 중에서 어떤 것을 취할지는 결국 예방 접종을 받아야 할 사람이 선택할 몫입니다. 이 책은 백신 접종을 고민하는 분들이 주변에서 듣는 백신과 관련된 이야기를 합리적으로 해석하고 검토할 수 있도록 도움을 줄 것입니다. 코로나19나 백신에 관한 잘못된 정보로 인한 오해와 불신을 막기 위함이 크지만, 한편으로는 백신 접종 과정에서 생길 수 있는 갈등을 해소하고 대부분의 사람들이 기꺼이 백신 접종에 나서기 위해서는 사유와 토론이 꼭 필요하기 때문입니다.

책은 크게 4부로 구성하였습니다. 1부 '꼭! 알아야 할 백신 기본 상식'에서는 백신의 역사를 시작으로 해서 백신의 원리와 집단면역에 대해 다루고 있습니다. 코로나19 바이러스와 병의 특징을 소개하고 코로나19 백신이 필요한 이유를 설명했습니다.

2부 '코로나19 백신과 치료제의 현주소'에서는 코로나19 예방을 위해 개발되고 사용되고 있는 백신을 소개합니다. mRNA 백신, 바이러스 벡터 백신, 단백질 백신 등 다양한 백신의 효과와 안전성을 다루고 있고, 혈장 치료제나 항체 치료제 등을 소개하고 있습니다. 코로나 팬데믹에 세계적으로 공동 대응하기 위한 코백스 퍼실리티 프로그램의 중요성도 언급하였습니다.

3부 '코로나19 백신에 관한 흔한 질문들'은 그야말로 Q&A입니다. 전 세계적으로 코로나19 백신 접종이 시작되면서 다양한 궁금증이 터져 나오고 있습니다. 그러나 백신에 대해 모르는 영역이 많다 보니 인터넷에 부정확한 정보나 가짜 뉴스가 유포되고 있는 것이 현실입니다. 이로 인해 백신에 대한 부정적인 시각이 확산하는 것을 막기 위해 정리해보았습니다.

4부 '백신의 사회심리학: 마음을 뒤흔드는 접종에 관한 7가지 이야기'는 이번 책에서 어쩌면 가장 중요한 부분이라고 할 수 있습니다. 백신 접종에 대한 서로 다른 입장과 백신 접종의 우선순위를 놓고 벌이는 갈등, 도덕적 갈등과 번아웃에 지쳐가는 의료인의 어려움, 그리고 백신을 거부하는 이유 등 백신 접종 과정에서 생기게 될 많은 생각해볼 거리를 제시하고자 하였습니다. 경험과 시각, 심지어 정치적 입장에 따라 백신 접종을 바라보는 사람들의 관점은 다양할 수밖에 없습니다. 그들의 행동에 대한 이해에 기초한 설득의 과정, 합의된 집단적 협력이야말로 코로나19 백신 접종 캠페인의 성공을 뒷받침해줄 가장 효과적인 무기가 아닌가 생각합니다.

이 책이 나오기까지 많은 분의 도움이 있었습니다. 우선 2021년 1월 1일 새해, 저희 셋이서 '당신에게 백신 접종 연락은 언제쯤 올까요?'란 가제로 책을 쓰자고 의기투합했지만, 덴스토리 류현아 편집장의 도움 없이는 책으로 나오는 게 불가능했을 것입니다. 내과와 정신건강의학과 의사들의 딱딱한 글이 읽기 쉬운 글이 되는 마력을 보여주었습니다. 글을 쓰는 과정을 응원해주고 내용을 감수해준 아주대학교병원 감염내과 최영화 교수에게도 감사드립니다. 페이스북이나 메신저를 통해 다양한 의견을 준 친구들이 글을 쓰는 데 큰 도움이 되었습니다.

마지막으로 정말 바라는 것은 이제 2월 26일이면 우리나라에서도 백신 접종이 시작된다는 뉴스가 연일 나오고 있는 가운데 정부, 지방자치단체, 언론, 의료 전문가, 국민 모두 건전한 토론이 이뤄지는 것입니다. 인구의 60~70퍼센트 이상이 백신 접종을 해야 집단면역이 생기고 코로나19를 이겨낼 수 있다고 합니다. 지나친 갈등으로 백신 접종에 차질이 생기지 않길 바랍니다. 백신 개발에 있어 발휘된 인류의 탁월한 능력이 백신 접종에서도 나타나길 희망해봅니다. 코로나19 극복에 전 세계 인류가 함께해야 한다는 것도 잊지 않기를 바랍니다.

2021. 2.

김현수, 김대중, 허중연

목차

:

3부 코로나19 백신에 관한 흔한 질문들

4부　백신의 사회심리학: 마음을 뒤흔드는 접종에 관한 7가지 이야기

1부

:

꼭! 알아야 할 백신 기본 상식

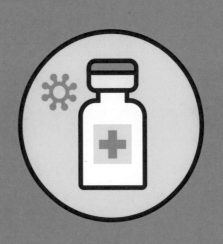

백신의 나이는 이제
2000여 살[1]

백신vaccine의 사전적 정의는 '몸에 주사하여 면역성을 기르도록 하기 위해 병원균을 죽이거나 그 독을 약하게 하여 만든 약'입니다. 병을 예방하기 위해 백신을 주사하는 것을 예방 접종이라고 합니다.

vaccine이라는 단어는 '암소'를 뜻하는 라틴어 'vacca'에서 유래했습니다. 영국의 에드워드 제너Edward Jenner가 천연두smallpox 예방법을 우두법(牛痘法)을 통해 개발하였고, 그 과정을 'variolae vaccinae'라고 불렀습니다. 우두가 vaccinia인데, 우두법을 vaccination이라고 부른 것입니다. 이 단어는 제너의 우두 백신에서만 사용되다가 1885년 루이 파스퇴르Louis Pasteur가 광견병 백신을 만들면서 백신 모두에서 사용하는 일반명사가 되었습니다.

제너는 1796년 여덟 살 소년에게 우두cowpox를 앓는 사람의 고름을 주입하는 방법을 처음 시도했습니다. 그전까지는 '인두법(人痘法)'이라고 해서 천연두 환자의 고름을 소량 채취해 건강한 사람의 피부에 찔러주거나 코로 들이마시게 했는데,

그 과정에서 천연두가 당연히 전염되기도 하고 10퍼센트가 사망하는 일이 벌어졌다고 합니다. 천연두는 치명률이 30~75퍼센트나 되고 엄청난 전파력(기초재생산지수 3.5~6)을 지닌 무서운 병이기 때문에 인두법 같은 위험한 방법을 썼던 것입니다.

제너는 농촌에서 일하는 의사였습니다. 소의 젖을 짜는 여성이 우두에는 걸리는데, 천연두엔 걸리지 않는다는 얘기를 듣고 우두법을 생각해냈다고 합니다. 우두는 인수 공통 전염병입니다. 우두에 걸린 소는 유방 등에 궤양이 생기고 콧물 등 가벼운 감기를 앓는데, 소의 젖을 짜는 여성이 우두에 걸리면 일시적으로 종기가 생기기도 하지만 천연두에 비해 증상 자체가 심하지 않고 잘 회복되었습니다. 제너는 바로 우두에 걸린 사람의 고름을 조금 얻어내서 사람의 팔 피부에 찔러 넣어주면서 면역 반응을 유발하는 방법을 만들어낸 것입니다(소의 우두를 일으키는 것은 vaccinia virus, 사람의 천연두를 일으키는 것은 variola virus로 서로 다른 병원체인데, 이 둘 사이에 교차 면역성이 있어 우두로 천연두를 예방할 수 있었던 것입니다).

우리나라는 삼국시대 때부터 천연두가 있었는데, 4세 미만 아이들 중 절반은 이 병으로 사망할 정도였다고 합니다. 1790년대 박제가와 정약용이 『종두방서』라는 책을 냈는데, 거기에 제너식 종두법(우두법)이 소개되어 있습니다. 1798년 정약용이 지은 홍역에 관한 의학서 『마과회통』에도 천연두에 대한 치료법이 담겨 있습니다. 하지만 본격적인 우두 접종은 1885 년 일본에 다녀온 지석영이 『우두신설』을 저술한 후에야 시작됐다고 합니다. '지석영의 종두법'이라는 역사가 생기게 된 것입니다.

---

1   Stefan Riedel, 「Edward Jenner and the history of smallpox and vaccination」, PMC, 2005.1.18.

백신의 원리와 종류[2]

백신을 접종하면 면역 반응을 일으켜서 보호항체protective antibody를 만들어냅니다. 이 보호항체는 재차 우리 몸에 들어온 병원체나 독소에 결합하여 독성 작용을 못 하게 만들어 인체가 피해를 보지 않도록 작용합니다. 백신 면역 반응을 이해하기 위해서는 B림프구, T림프구를 알아야 합니다.

백신은 일차적으로는 항체를 만들어내는 게 가장 중요합니다. 자연 감염이나 백신 접종을 통해 우리 몸에 항원이 들어오면 B림프구를 형질세포plasma cell로 분화시키고 항원 특이 항체를 만들게 됩니다. 이렇게 생성된 항체는 병원체나 독소에 직접 결합하여 중화함으로써 일단 공격을 차단하게 됩니다. 그래서 중화항체라는 표현도 씁니다. 항체는 중화 기능뿐 아니라 대식세포macrophage가 병원체를 잡아먹게 하는 포식 작용 그리고 보체 시스템을 활성화하여 병원체를 제거하는 일도 하게 됩니다.

그다음 중요한 건 T림프구인데, 이것은 다시 CD4 T림프구와 CD8 T림프구로 구분됩니다. CD4 T림프구는 도움 T림프구helper T lymphocyte라고도 부르는데, B림프구 활성화를 촉진하고 항체 생산이 잘되도록 도와줍니다. 대식세포나 CD8 T림프구의 활성화도 촉진합니다. CD8 T림프구는 세포독성 T림프구cytotoxic T lymphocyte로서 세포 내 기생 미생물에 감염된 숙주세포를 죽이고 제거하는 역할을 합니다.

처음 백신 접종을 하면 1차 면역 반응은 처녀naïve B림프구가 활성화되면서 나타나지만 동일 백신을 2차 접종하면 기억memory B림프구에 의해 2차 면역 반응이 일어나게 됩니다. 1차 면역 반응보다는 훨씬 빨리, 그리고 훨씬 강력한 면역 반응, 즉 중화항체를 많이 만들어내게 됩니다.

면역증강제adjuvant는 백신에 대한 면역 반응을 강화하기 위해 백신과 함께 투여하는 물질로, 항원 특이 면역 반응을 강력하게 유도하고 오래 지속되도록 도와줍니다.

백신은 흔히 (약독화) 생백신과 (불활화) 사백신으로 구분됩니다. 바이러스나 백신 개발 방법에 따라 생백신도 있고 사백신도 있습니다.

생백신은 병원성을 줄여 질병을 일으키지 않거나 약하게 일으키면서 면역을 유발합니다. 홍역, 볼거리, 풍진, 수두, 인플루엔자 약독화 생백신, 경구 폴리오, 장티푸스, 결핵 백신 등이 속합니다. 약독화를 했지만 간혹 정상인에게 질병을 일으키기도 하기 때문에 면역 저하자나 영아, 임신부에게는 사용하기 어렵습니다.

불활화inactivated 백신 또는 사백신killed vaccine은 병원체를 물리적 또는 화학적으로 처리해 병원성은 없애고 면역원성은 유지한 백신입니다. 장티푸스, 백일해, 인플루엔자, 일본뇌염, A형 간염, 광견병 백신이 여기에 속합니다. 병원성이 없기 때문에 면역 저하자나 영아, 임신부에게도 사용할 수 있습니다. 다만 죽은 미생물이기 때문에 항원 자극이 일시적이고 면역 유발 효과가 좋지 않기 때문에 여러 번 접종해야만 원하는 수준의 면역을 기대할 수 있고, 때로는 주기적으로 추가 접종도 해야 합니다.

인플루엔자 백신은 바이러스의 외피envelope를 잘게 부숴 만들거나 바이러스 표면의 돌기인 헤마글루티닌hemagglutinin, HA과 뉴라미니다아제neuraminidase, NA의 당단백만 정제해 만듭니다. 유정란embryonated egg에서 배양한 바이러스를 정제하여 제작하는 달걀 유래 백신egg-derived vaccine이 전통적으로 사용돼왔으며, MDCK 등의 세포주를 이용한 세포배양 백신cell culture-derived vaccine이 최근 개발되었습니다. 세포배양 백신은 달걀 알레르기가 있는 사람도 사용할 수 있는 백신입니다. A형 계절 인플루엔자 바이러스의 두 가지 아형과 B형 인플루엔자 바이러스의 한 가지 아형을 포함한 3가 백신이 전통적으로 사용되어왔고, 요즘은 B형 인플루엔자 바이러스 아형도

두 가지를 포함한 4가 백신도 있습니다.

이런 전통적인 방법이 아닌 '유전자 백신'이라는 새로운 개념도 나왔습니다. mRNA 백신, 바이러스 벡터 백신 등이 이번 코로나19 팬데믹 상황에서 쏟아져 나오고 있습니다. 백신학의 획기적인 발전이라는 평을 받고 있는데, 한편으로는 처음 시도되는 방법이기 때문에 우려도 있는 것이 사실입니다.

---

2   대한감염학회,『성인예방접종』, 군자출판사

어떤 경우에 백신을 개발할까?

코로나바이러스의 백신이 필요한가에 대한 답을 하려면 코로나19가 얼마나 심각한 질병을 일으키고, 얼마나 많은 후유증을 남기며, 사망에까지 이르게 하는지를 보면 됩니다.

인플루엔자는 백신도 있고 치료제도 있습니다. 매해 겨울, 인플루엔자가 유행하기 전(10~11월)에 백신을 접종합니다.

실제 우리나라에서 매년 인플루엔자로 사망하는 사람은 200명 정도 됩니다. 인플루엔자의 합병증으로 사망하는 사람까지 포함하면 2000~3000명 정도라고 합니다. 지금 우리가 코로나19에 대해 갖는 공포와는 거리가 먼 숫자입니다. 그런데도 매년 우리는 인플루엔자 백신을 맞고 있습니다. 미국에서는 매년 전 국민의 3~11퍼센트 정도가 인플루엔자에 감염(무증상자까지 포함하면 5~20퍼센트)되고, 10만 명당 3.4명(1만 1164명)이 이 때문에 사망한다고 합니다. 인플루엔자와 폐렴을 합한 사망자는 10만 명당 18.1명(5만 9120명)이라고 합니다. 계절성 인플루엔자에 의한 사망률은 흔히 0.1퍼센트보다 낮을 것이라고 합니다.

그렇다면 코로나19의 사망률은 얼마나 될까요?

2021년 1월 22일 현재 전 세계적으로 코로나19에 걸린 사람은 9820만 410명이고 사망자는 210만 2989명이라고 합니다. 치명률(확진자 중 사망한 사람의 비율)이 2.14퍼센트입니다. 2020년 코로나 팬데믹 초기에는 5~10퍼센트였는데, 많이 감소한 편입니다. 우리나라는 1.79퍼센트이고 미국은 1.7퍼센트, 영국은 2.7퍼센트입니다. 인플루엔자든 코로나19든 팬데믹 상황에서는 의료시설의 준비와 적절한 치료가 가능한가에 따라 치명률에 큰 차이를 보입니다.

안타까운 건 인플루엔자보다 코로나19는 고령층에서 치명률이 아주 높다는 사실입니다. 우리나라 코로나19 전체 치명률은 1.79퍼센트인데, 80대 이상에서는 무려 20.2퍼센트, 70대에서도 6.3퍼센트로 매우 높습니다. 따라서 코로나19 백신을 개발하여 피해를 최소화하려는 노력을 전 세계적으로 하고 있는 것입니다.

집단면역이란 무엇인가?[3) 4) 5)]

코로나 팬데믹 초기, 스웨덴이 집단면역 herd immunity 을 시도하기 위해 사회적 거리 두기를 하지 않다가 확진자와 사망자가 대량 발생하면서 국제적으로 비난을 받았습니다. 바이러스 유행이 멈추려면 전체 인구의 60~70퍼센트가 면역을 가지고 있어야 합니다. 어쩌면 더 많은 사람의 면역이 필요할지도 모릅니다.

인구 집단 내에서 전파력이 높은 감염병이 유행할 경우, 병원체에 대한 면역력을 가진 사람이 충분한 수 이상으로 올라간다면 병원체의 감염을 멈추게 할 수 있다는 개념이 '집단면역'입니다.

집단면역의 역사는 20세기 초까지 거슬러 올라갑니다. 집단면역을 무리면역이라고도 표현하는데, 원래 'herd'라는 단어는 1910년대 미국 수의사들이 소, 염소, 양 같은 가축의 자연유산이 전염병처럼 퍼지는 현상을 설명하면서 사용하였습니다. 당시 농부들은 전염병이 생긴 소를 팔거나 죽였다고 합니다. 그런데 캔자스주 수의사 조지 포터 George Potter 와 아돌프 아이히호른 Adolph Eichhorn 은 이것이 잘못된 접근이라고 판단, '군집면역'을 제안했다고 합니다. 이 유산병을 화재에 비유하면서, 새로운 연료가 계속 공급되지 않으면 곧 사그라질 수 있다는 것입니다. 즉, 면역이 생긴 소를 유지하고, 외부에서 소의 유입을 피함으로써 집단면역이 생길 수 있다고 본 것입니다.

동물 실험으로 집단면역을 증명한 것은 세균학자 토플리WWC Topley입니다. 생쥐 집단을 대상으로 한 실험에서 감염되기 쉬운 쥐들이 꾸준히 유입되지 않는 한, 면역이 생긴 쥐들의 증가를 통해 전염병을 종식시킬 수 있다는 걸 밝혀냈습니다.

사람의 집단면역을 관찰한 것은 셸던 더들리Sheldon Dudley입니다. 병리학 교수인 더들리는 그리니치에 있는 학교 기숙사에서 집단으로 거주하는 학생들의 디프테리아 전염병에 대해 연구를 하면서 학생들 사이에서 관찰된 현상이 토플리의 생쥐 집단에서 전염병이 퍼지는 것과 유사점이 있다고 보았고, 사람에게도 집단면역이 가능하다고 생각했습니다.

1930년대가 되면서 집단면역은 감염병 역학 분야에서 중요한 개념으로 자리매김을 하였고, 인플루엔자, 소아마비, 천연두, 장티푸스의 집단면역에 대한 논의가 활발히 이뤄지기 시작했습니다.

1950년대와 1960년대에는 백신이 감염병 예방에 중요한 수단으로 제기되면서 집단면역이 새롭게 부각되었습니다. 공중보건 측면에서 백신을 일정 사람에게 맞혀 면역이 생기면 백신을 맞지 않은 사람들도 간접적으로 보호를 받게 됩니다.

집단면역을 설명할 때 감염병의 전파력을 이해해야 합니다. 1명의 환자가 2차 감염자를 만들어낼 수 있는 능력을 재생산지수reproduction number라고 하는데, 이 수치를 1 이하로 낮췄을 때 그 병원체의 유행을 막을 수 있습니다. 지역사회에 감염병이 유행할 때 예방 접종이나 과거 감염을 통해 이미 면역을 가지고 있는 사람이 있습니다. 이런 경우 원래 병원체가 가지고 있던 재생산지수만큼 퍼지지 않고 일부에게 영향을 줄 수 있습니다. 홍역 같은 경우 공기로 전파가 되다 보니 기초재생산지수가 12~18 정도 되는데, 이를 막기 위해서는 인구 집단의 92~95퍼센트가 면역을 가지고 있어야 합니다. 이 개념이 집단면역한계herd immunity threshold입니다〈35쪽 표 참조〉.

전문가들은 코로나19 같은 신종 감염병은 면역을 가진 사람이 전혀 없다고 봅니다. 따라서 초기에 예측된 코로나 기초재생산지수는 5~6이었습니다. 모든 사람이 감수성자라면(즉, 면역이 없다면) 매 감염 세대마다 감염자 1명당 5~6명의 감염자가 생깁니다. 1명으로 시작해서 5^1(5명) → 5^2(25명) → 5^3(125명) → 5^4(625명)으로 늘어날 수 있습니다. 만약 50퍼센트의 사람이 면역을 가지고 있다면 5-(0.5×5)=2.5로 재생산지수가 떨어지고, 1명이 2.5명씩의 새로운 감염자를 만든다는 원리입니다.

80퍼센트의 사람이 면역을 가지고 있다면 5-(0.8×5)=1이 되고, $1^1 \rightarrow 1^2 \rightarrow 1^3 \rightarrow 1^4$과 같이 되어 지역사회 감염자 수가 일정하게 유지됩니다.

계산에서 보듯이 기초재생산지수가 얼마인가에 따라 집단면역에 필요한 사람이 결정됩니다. 인플루엔자의 경우 재생산지수가 1.5~1.8이라고 하니 대략 33~44퍼센트의 사람이 예방접종을 하면 다른 사람들도 같이 보호를 받게 된다는 계산이 나옵니다. 최근 코로나19가 전 세계에 확산되었지만 나라마다 유행의 정도가 다릅니다. 바이러스의 변이에 따라 재생산지수도 다를 것으로 추정하는데, 평균적으로 2.87이라는 보고도 있습니다. 1-1/2.87=0.65, 즉 65퍼센트가 자연면역 또는 백신 접종에 의한 면역이 달성된다면 지역사회에서 코로나19의 유행을 막을 수 있습니다.

물론 백신이 항체를 만들고 면역을 획득하는 예방 접종의 효과가 얼마나 되는지도 중요합니다. 인플루엔자 백신의 경우 예방 효과가 40~50퍼센트라고 한다면 집단면역한계의 두 배만큼 예방 접종을 해야 집단면역을 달성할 수 있습니다. 최근 코로나19 백신들의 효과가 70~95퍼센트라고 하는 것을 보면 역시 60~75퍼센트보다는 조금 더 많은 사람이 예방 접종을 해야 할 겁니다.

감염병별 기초재생산지수와 집단면역한계 밀도

병명	기초재생산지수	집단면역한계(퍼센트)
홍역	12~18	92~95
백일해	12~17	92~94
디프테리아	6~7	83~86
소아마비(폴리오)	5~7	80~86
COVID-19(코로나19)	2.5~4	60~75
사스(SARS)	2~5	50~80
인플루엔자	1.5~1.8	33~44

『랜싯』의 논평가들은 '자연 감염을 통해 집단면역성을 얻을 수 있다는 접근법은 매우 비윤리적일 뿐만 아니라 성취할 수 없다'고 결론지었습니다. 코로나19 백신 접종이 광범위하게 이뤄져 바이러스의 확산을 통제할 수 있을 때까지는 사회적 거리 두기와 함께 가장 취약한 사람들을 보호하는 공중보건과 의료 시스템을 지원할 필요가 있습니다.

....

3   위의 책

4   『The Lancet』, 「A history of herd immunity」, 2020.9.19.

5   위키피디아

백신의 흔한 이상 반응들[6]

'이상 반응'이란 의약품을 사용할 때 생길 수 있는 모든 원치 않는 증상이나 질병을 말합니다. 백신의 이상 반응은 백신 자체나 접종 과정이 원인이 되는 것뿐 아니라 우연히 발생한 것까지 포함합니다. 발생 범위에 따라 국소 반응과 전신 반응으로 나눌 수 있습니다. 국소 반응은 접종 부위에 생기는 통증, 발적, 부종, 가려움증 등이며, 전신 반응은 발열, 근육통, 권태감, 피부 발진, 오심, 구토 등입니다. 이러한 반응은 예측된 이상 반응으로, 백신 접종 후 면역 반응이 생기는 과정에서 발생할 수밖에 없는 증상입니다. 요즘 뉴스에 종종 나오는 아나필락시스anaphylaxis, 길랭·바레 증후군Guillain-Barré syndrome, 뇌증 encephalopathy 등은 아주 드문 전신 반응입니다.

가장 흔히 접종하는 불활화 인플루엔자 백신의 경우 국소 이상 반응 중 통증은 접종자의 10~64퍼센트에서 발생하는데, 대개 경미하고 치료 없이도 2~3일 내에 사라집니다. 인플루엔자 생백신의 경우 백신주 바이러스에 의한 가벼운 감염 증상, 즉 콧물·코막힘, 기침, 발열, 활력 감소 등이 나타날 수 있습니다. 인플루엔자 백신 접종 후 길랭·바레 증후군이 10만 접종당 1건 정도 발생하고 있지만, 대부분의 경우 백신과의 관련성은 없는 것으로 결론이 났습니다.

우리나라에서 코로나19 백신을 접종하기에 앞서 다른 나라에서는 이미 약 2억 도스 이상 투여되었습니다. 이 과정에서 관심이 집중되었던 백신의 이상 반응은 아나필락시스입니다. 아나필락시스는 생백신에서 50만 접종당 1건 정도 발생한다고 합니다. 그런데 mRNA 백신만 사용하고 있는 미국에서는 화이자·바이오엔테크 백신에서 100만 접종당 4.7건, 모더나 백신에서 2.5건 아나필락시스가 발생하였다고 합니다. 화이자·바이오엔테크 백신과 옥스퍼드·아스트라제네카 백신을 사용하는 영국은 아나필락시스 유사 반응까지 포함한 이상 반응이 화이자·바이오엔테크 백신에서 10만 접종당 1.9건, 옥스퍼드·아스트라제네카 백신에서 1.5건 정도라고 발표하였습니다. 화이자·바이오엔테크 백신이나 옥스퍼드·아스트라제네카 백신이 모두 처음 사용하는 형태의 백신이다 보니 이상 반응에 대한 걱정이 많은 것이 사실입니다. 그러나 이미 2억 도스가 사용되었다는 것은 백신의 안전성이 어느 정도 확인되었다는 것을 의미합니다.

---

6 대한감염학회, 앞의 책

백신이 사망을
일으킬 수 있다?[7) 8)]

2020년 국내 인플루엔자 백신의 운반, 보관 과정에서 적정 온도를 유지하지 못하는 사고가 있었습니다. 그리고 백신 접종 후 며칠 안에 사망한 사례가 발생하면서 백신 자체의 문제인지, 백신과 관련 없이 우연히 발생한 반응인지를 놓고 큰 논쟁이 벌어졌습니다. 언론에서 이 문제를 크게 다루면서 국민들의 불안감은 극에 달하였고, 결국 부검을 통해 관련 여부를 밝혀내야만 했습니다. 결과적으로 우리나라는 기대했던 인플루엔자 백신 접종률을 달성하지 못하였습니다.

정재훈 가천의대 교수는 논문을 통해 인플루엔자 백신 접종 후 발생한 사망 사례는 조건부 확률로 설명할 수 있으며, 인과성을 얘기하기 어렵다고 하였습니다. 2013년 미국의 백신 안전 데이터링크Vaccine Safety Datalink를 활용한 연구에 의하면, 인구 집단 전체에서 백신 접종 후의 일주일 이내 사망률은 10만 회당 약 6명에 이른다고 합니다. 노인층에서는 훨씬 높아지는데, 65~74세는 약 11.3명, 75~84세는 약 23.2명으로 높아집니다. 우리나라에서 2020년 10~11월 짧은 기간 동안 수천만

최근 3년 절기별 인플루엔자 백신 접종률(퍼센트)

구분			2018~2019 절기	2019~2020 절기	2020~2021 절기
생후 6~12 개월	2회 접종	1차	70.3	72.1	59.3
		2차	43.8	53.2	38.0
	1회 접종		74.1	78.5	78.6
만 70세 이상			86.7	86.2	81.2
만 65~69세			77.5	75.6	63.0
평균			70.5	73.1	64.0

명의 인플루엔자 백신 접종이 있었고, 특히 고위험군인 노년층에 집중되다 보니 노년층의 사망이 백신 접종과 시간적으로 연관되었을 뿐이라는 것입니다.

12월 5일 질병관리청이 보고한 2020~2021 절기 인플루엔자 백신 접종 결과를 보면 약 2024만 명이 접종했고, 예방 접종 후 총 108명(12월 5일 0시 기준)이 사망한 것으로 나타났습니다. 이 중 88건(81.5퍼센트)이 70대 이상이었고, 24시간 이내 발생한 사망은 19건(17.6퍼센트)이었습니다. 그러나 역학조사 및 피해조사반 심의 결과, 사망과 예방 접종과의 인과성은 인정되지 않았습니다.

감염병 유행 국면에서 백신에 대한 거부감은 항상 존재할 수 있습니다. 결국 방역 당국이 얼마나 신속하고 투명하게 자료 공개와 소통으로 의혹을 불식하느냐가 접종률을 높이는 관건이라고 할 수 있습니다.

7　『JKMS』, 「Epidemiologic Evaluation and Risk Communication Regarding the Recent Reports of Sudden Death after Influenza Vaccination in the COVID-19 Pandemic」, 2020.10.26.

8　질병관리청, 「2020~2021 절기 인플루엔자 예방 접종 현황」, 2020.12.5.

백신이 자폐증을 일으킬 수 있는가?[9) 10)]

일부 사람들은 자폐증이 있는 아이들과 백신이 관련 있다는 우려를 하고 있지만, 둘 사이에는 아무런 연관성이 없다는 것이 입증되었습니다. 2003년 이후 미국 질병통제예방센터가 관여한 9가지 연구에서 이미 티메로살thimerosal과 소아 자폐증은 관련이 없는 것이 밝혀졌고, 홍역·볼거리·풍진MMR 백신도 자폐증과는 관련이 없는 것으로 보고되었습니다.

백신에 사용하는 보존제로 페놀, 티메로살 등이 있습니다. 티메로살은 1930년대부터 세계적으로 가장 많이 사용하는 보존제인데, 다회 주사용 백신 병에 첨가하여 세균이나 곰팡이의 오염을 막는 방부제 역할을 합니다. 티메로살은 신경 이상 반응과 관련이 있다는 이슈가 오랫동안 있었는데, 신경 이상 반응은 메틸수은에서 알려진 부작용이고, 티메로살에 들어 있는 에틸수은과는 관련이 없습니다. 또한 1999년부터 미국에서는 소아용 백신에 티메로살을 넣지 않고 있습니다(일부 성인용 백신에서만 보존제로 사용). 게다가 요즘은 백신을 일인용으로 포장하기 때문에 보존제의 필요성이 없어지고 있습니다. 티메로살을 사용하지 않는 이유는 부작용과의 연관성 때문이 아니라 7세 미만 아이들에게 수은 노출을 줄이려는 조치였습니다. 이번 코로나19 백신도 티메로살을 사용하지 않았습니다.

MMR 백신과 자폐증의 연관성을 얘기한 논문도 거짓이라고 밝혀졌는데, 종종 다시 제기가 되곤 합니다. 1998년 앤드루 웨이크필드Andrew Wakefield는 『랜싯』에 발표한 논문에서 만성 장염과 발달 장애가 있는 12명의 아이를 치료했는데, 그중 8명이 MMR 백신 주사를 맞고 나서 자폐증 등 발달 장애가 생겼다고 주장했습니다. 이 논문은 당시 영국에서 엄청난 반향을 일으켰고, MMR 백신 접종 거부 사태는 미국, 캐나다, 호주, 뉴질랜드까지 번졌다고 합니다. 2004년이 되어서야 브라이언 디어Brian Deer라는 기자에 의해 논문이 거짓이라는 것이 밝혀졌고 논문은 철회되었습니다〈사진〉.

홍역은 공기 감염으로 워낙 잘 전파되기 때문에 95퍼센트 이상의 예방 접종이 필요합니다. 그런데 이 사건이 있은 후 영국의 MMR 백신 접종률이 2003~2004년 80퍼센트 수준까지 떨어졌고, 급기야 2008년, 14년 만에 처음으로 홍역이 유행하기 시작했다고 합니다. 2003~2006년에는 볼거리도 유행했다고 합니다.

이 사례는 가짜 정보에 의해 국민이 백신에 대한 불신을 가졌을 때 공중보건에 얼마나 큰 해악을 끼치는지 적나라하게 보여줍니다.

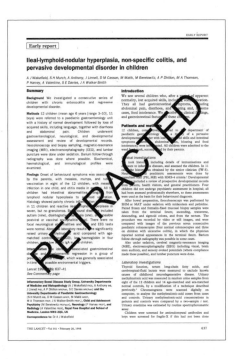

9   CDC, 「Autism and Vaccines」

10 『the bmj』, 「Wakefield's article linking MMR vaccine and autism was fraudulent」, 2011.1.6.

코로나19는 감기나 독감과 무엇이 다른가?

코로나바이러스는 감기를 일으키는 여러 가지 호흡기 바이러스 중의 하나입니다. 감기란 바이러스 감염으로 코와 목구멍 주변의 인두에 생기는 염증을 이야기합니다. 감기를 일으키는 가장 대표적인 바이러스는 리노바이러스인데, 그 외에도 100여 가지 이상이 있습니다. 감기에 걸리면 감기약을 먹지만 사실 감기약에는 감기 바이러스를 치료하는 성분은 없습니다. 대신 기침, 콧물, 코막힘, 오한과 같은 감기로 나타나는 증상을 치료하는 약을 쓸 뿐입니다.

독감은 인플루엔자 바이러스에 의해서 생기며 감기와는 전혀 다른 질병입니다. 독감에 걸리면 감기와 마찬가지로 고열, 기침, 근육통과 같은 증상을 치료하는 약을 사용합니다. 그런데 이러한 증상들이 감기보다 훨씬 심해 일부 환자들의 경우 폐렴까지 생기다 보니 바이러스 증식을 억제하는 타미플루라는 항바이러스제를 사용하기도 합니다.

코로나19를 일으키는 것은 감기를 일으키는 코로나바이러스와 유사한 바이러스입니다. 하지만 감기 코로나바이러스와는 전혀 다른 신종 코로나바이러스(중증급성호흡기증후군 코로나바이러스2, SARS-CoV-2)입니다. 새로운 종류의 바이러스가 나타나면 이를 효과적으로 방어할 수 있는 무기인 면역이 우리에게는 없습니다. SARS-CoV-2에 감염되어 코로나19에 걸리면 초기에는 감기에 가까운 증상을 보입니다. 그런데 열이나 기침, 가래, 근육통과 같은 증상을 보이는 경우가 초기에는 절반도 채 되지 않습니다.

코로나19가 감기와 뚜렷하게 구별되는 점은 증상이 생긴 후 일주일 정도 지나면 3분의 1 정도는 폐렴이 나타난다는 것입니다. 원래 감염병에 취약할 수밖에 없는 고령자나 여러 가지 질병을 가지고 있는 사람들 외에 평소 건강하던 사람들에게도 폐렴이 발생합니다. 다행인 점은 폐렴이 나타나도 심하지 않으면 대부분 산소를 투여하는 것만으로도 좋아진다는 것입니다. 그런데 여기에도 함정은 있습니다. 나이에 따른 차이가 매우 크다는 것인데, 나이가 많을수록 특히 60대 이상부터는 매우 심한 폐렴으로 발전할 가능성이 꽤 있다는 것이죠. 코로나19가 대부분은 감기처럼 지나간다고 표현하는 것도 틀린 이야기는 아니지만 감기로 치부할 수 없는 이유가 여기에 있습니다.

코로나19와
사스, 메르스의 차이점

코로나바이러스는 이번에 처음 발견된 바이러스는 아닙니다. 1965년 감기에 걸린 사람에게서 처음 발견되었습니다. 코로나corona는 바이러스 모양이 왕관처럼 생겼다고 해서 붙여진 이름입니다. 바이러스 표면에는 뾰족하게 돌기가 나와 있는데, 이를 스파이크 단백질spike protein이라고 부릅니다. 이 스파이크 단백질이 세포에 부착하여 세포 안으로 들어갈 때 중요하게 작용하는 부분이고 백신의 타깃이기도 합니다.

사람에게 감염이 일어나는 코로나바이러스는 7가지가 있습니다. 대부분은 그저 감기를 일으킬 뿐입니다. 하지만 사스(5번째), 메르스(6번째), 코로나19(7번째)는 이야기가 다릅니다.

2002년 중국 남부와 홍콩에서 발견된 코로나바이러스가 폐렴을 일으키면서 주목을 받게 됩니다. 사스(SARS, Severe Acute Respiratory Syndrome · 중증급성호흡기증후군)라는 이름을 얻은 이 바이러스는 전 세계 28개국으로 빠르게 퍼져나갔고, 2003년 7월까지 8000명 이상이 감염돼 774명이 사망하였습니다. 신기하게도 2004년 이후로는 더 이상 발생하지 않고 있습니다. 백신과 치료제를 개발하는 움직임이 있었으나 더 이상 병이 퍼지지 않으면서 흐지부지된 것 같습니다.

메르스(MERS, Middle East Respiratory Syndrome·중동호흡기증후군)는 2012년 사우디아라비아에서 처음 보고되었습니다. 사스와 비슷하게 호흡기 증상을 주로 일으키지만 신장 기능 부전이 나타나기도 했으며, 사스보다 전염력은 떨어지지만 치명률은 훨씬 높아 20~40퍼센트에 이르렀습니다. 대부분이 중동에 살거나 여행하고 돌아온 사람들에 의해 전파되었습니다.

코로나19라고 부르고 있는 병은 공식적으로는 코로나바이러스감염증-19, 영어로는 Coronavirus disease-19, COVID-19입니다. 2019년 12월 중국의 우한 지역에서 처음 원인 불명의 폐렴이 시작되었다고 하여 우한 바이러스, 우한 폐렴이라고도 불렸으나, 바이러스의 공식 명칭으로 도시나 지역 이름을 쓰는 것은 좋지 않다는 국제적인 합의로 인하여 SARS-CoV-2, COVID-19로 부르기로 한 것입니다.

세계보건기구WHO는 2020년 3월 11일 코로나 팬데믹(pandemic·감염병 세계적 유행)을 선언하였습니다.

코로나19는 사스만큼이나 전파력이 높은 바이러스이지만 치명률은 사스나 메르스만큼은 아니어서 1년이 경과한 현재는 2퍼센트 전후의 치명률을 보이고 있습니다. 무증상이나 경미한 증상을 보이는 환자들이 많다 보니 주위 사람들에게 많이 퍼지게 됩니다. 백신을 통해 집단면역이 이뤄지기 전까지 피해를 최소화하기 위해서는 사회적 거리 두기와 개인위생을 철저히 하는 수밖에 없습니다.

인플루엔자 백신이나 홍역 백신이 코로나19를 예방할 수 있을까[11)

인플루엔자 백신을 맞는다고 코로나19가 예방되는 것은 아닙니다. 그럼에도 불구하고 지난가을, 정부가 인플루엔자 백신 접종을 국민들에게 대대적으로 권유한 이유는 코로나19와 관련이 있습니다. 코로나 팬데믹이 심각한 상황에서 인플루엔자까지 유행하게 되면, 소위 '더블 팬데믹'으로 방역 체계와 의료시설에 대혼란이 예상되기 때문이었습니다.

폐렴 백신(폐렴구균 백신)도 코로나19를 예방할 수 없습니다. 하지만 폐렴 백신은 꼭 필요한 백신입니다. 보통 2세 미만 영유아나 65세 이상 노인에게 폐렴이 생기면 치명적일 수 있습니다. 심혈관 질환, 폐 질환, 당뇨병, 알코올 중독, 간 질환 등 만성 질환자들이나 면역 저하 환자도 마찬가지입니다.

코로나19와 관련한 흥미로운 이야기가 있어서 소개하고자 합니다. 아이들이 맞는 백신 중 MMR 백신이란 게 있습니다. 홍역Measles ·볼거리Mumps ·풍진Rubella에 대한 혼합백신으로, 보통 생후 12~15개월에 1차 접종하고 4~6세에 추가 접종합니다.

그런데 한 연구에서 코로나19 환자를 중증도에 따라 기능적 면역 상태, 무증상, 경증, 중등증, 중증 등으로 분류해보니, 심한 코로나19로 갈수록 볼거리 바이러스에 대한 항체 역가가 더 낮았다는 것입니다. 반대로 얘기하면 볼거리 바이러스에 대한 항체 역가가 높게 유지되는 사람이 혹시 코로나19에 더 잘 안 걸리고, 중증도도 양호할 가능성이 있지 않나 하는 주장입니다.

연구자들은 미국에서 12개월 미만의 코로나 확진자 수가 2세 이상 유아에 비해 65퍼센트나 높게 나온다는 데이터를 제시하면서, MMR 백신의 접종 전후가 코로나19 발생 위험에 차이를 보이는 것을 설명할 수 있다고 주장하고 있습니다.

이러한 추정은 우리나라 통계에서도 확인이 됩니다. 연령대별 인구 10만 명당 확진자 수를 보면 0~9세와 10~19세 연령이 성인보다 훨씬 낮게 나옵니다.

소아·청소년들이 집 밖으로 안 나가고 사회적 거리 두기를 더 잘 지키기 때문일까요? 아니면 정말 MMR 항체를 가지고 있어서일까요?

한 가지 사례를 더 소개하겠습니다. 미국 항공모함 루스벨트호에 승선한 군인들에게 코로나19가 대규모로 발생하여 큰 문제가 되었는데, 955명의 확진자 중 입원이 필요했던 사람은 1명뿐이었다고 합니다. 20~44세 동일 연령대에서 14~20퍼센트가 입원 치료가 필요한 것과 대조적이죠. 미 해군은 항공모함을 타기에 앞서 MMR 백신을 맞는데, 그것이 도움이 되지 않았느냐 하는 해석입니다.

물론 앞에 소개한 사례들만 가지고 MMR 백신을 맞으면 코로나19를 예방할 수 있다고 생각하는 건 지나친 확대 해석이라고 할 수 있습니다. 미국·캐나다를 포함한 10개국에서 작년 9월부터 코로나19의 고위험군인 의료인을 대상으로 MR 또는 MMR 백신과 위약을 비교하는 임상시험이 시작되었다고 하니, 빠르면 올해 8월쯤 결과가 나올 것으로 기대되고 있습니다.

11   CDC, 「What are the benefits of flu vaccination?」, 2020.12.16.

코로나19에 걸렸을 때
특히 위험한 사람들

코로나19에 대해 잘 모르던 초기에는 인플루엔자와 무엇이 어떻게 다르냐는 이야기를 많이 했습니다. 한쪽에서는 사스의 치명률(11퍼센트), 메르스의 치명률(20~40퍼센트)을 떠올리면서 공포를 느끼기도 했습니다. 작년 초 코로나19가 중국과 이탈리아, 스페인 등에서 유행을 시작할 때 치명률이 5~10퍼센트 정도로 올라가고 요양원에서 사망한 채 발견되는 노인들 사례가 뉴스에 나오면서 많이 놀랐던 기억이 납니다.

코로나19를 1년간 경험하면서 의료기관도 많이 준비가 되었고, 적극적인 환자 발견, 감염 경로 추적, 환자 격리나 치료에 체계가 잡히면서 치명률은 2퍼센트 수준으로 관리되고 있습니다.

다만 인플루엔자와 달리 고령층에서 매우 높은 치명률을 보이는 것이 문제입니다. 2021년 1월 22일 현재 우리나라 코로나19 치명률은 1.79퍼센트인데, 80대 이상 고령층에서는 무려 20.2퍼센트, 70대도 6.3퍼센트나 됩니다〈오른쪽 표 참조〉.

중국의 코로나19 데이터를 보면 건강에 문제가 없는 사람의 치명률은 0.9퍼센트인 데 비해 질환을 가지고 있는 경우에는 치명률이 아주 높게 나타났습니다. 심혈관 질환을 가지고 있으면 10.5퍼센트, 당뇨병이 있으면 7.3퍼센트, 만성 호흡기 질환이 있으면 6.3퍼센트, 고혈압이 있으면 6퍼센트, 암을 치료하고 있으면 5.6퍼센트의 치명률을 보였습니다.

코로나19 확진자 연령별 현황

구분	확진자(퍼센트)	사망자(퍼센트)	치명률(퍼센트)
80세 이상	3,705 (4.99)	750 (56.48)	20.24
70~79	5,771 (7.77)	366 (27.56)	6.34
60~69	11,703 (15.76)	156 (11.75)	1.33
50~59	13,975 (18.82)	41 (3.09)	0.29
40~49	10,646 (14.34)	9 (0.68)	0.08
30~39	9,501 (12.79)	6 (0.45)	0.06
20~29	11,450 (15.42)	0 (0.00)	0.00
10~19	4,736 (6.38)	0 (0.00)	0.00
0~9	2,775 (3.74)	0 (0.00)	0.00

(2021. 1. 22. 0시 기준)

코로나19로 인한 초과사망은 얼마나 될까?[12]

과거 예상보다 코로나 팬데믹으로 인해 얼마나 더 많은 사망자가 발생하느냐 하는 주제입니다. 나라마다 시기마다 차이가 있지만, 팬데믹 2차 유행에서 확진자가 훨씬 많지만 초과사망은 좀 덜 발생하고 있습니다.

자료에 따르면, 미국과 영국의 사망자는 예년에 비해 18퍼센트, 독일은 4퍼센트 증가하였다고 합니다. 자연 감염에 의한 집단면역 시도로 논란이 많았던 스웨덴은 12퍼센트 증가했습니다. 남미 국가들, 그리고 상대적으로 저개발국에서 초과사망이 크게 증가하였습니다. 우리나라는 오히려 1퍼센트 감소했다고 합니다.

당연히 코로나19로 인한 사망은 과거에 없던 것이니 초과사망으로 분류됩니다. 우리나라는 2021년 1월 22일 현재 1328명입니다. 2019년 한 해 사망자가 29만 5132명이었으니 생각보다 큰 숫자는 아닙니다.

코로나19로 병원이 문을 닫거나 응급실이 폐쇄되면 비(非)코로나 환자들이 피해를 볼 수 있습니다. 또한 경제가 안 좋아지면서 만성 질환에 대한 치료를 받지 못하거나 우울감을 느끼는 사람들이 늘어날 수 있습니다. 심지어 젊은 연령대의 자살이 늘었다는 안타까운 뉴스도 나오고 있습니다.

그러나 코로나19가 꼭 부정적으로만 작용하는 것은 아닙니다. 1년간 사회적 거리 두기를 너무 잘해서 인플루엔자도 거의 없고 감염성 질환은 줄었습니다. 이로 인한 사망도 줄었을 겁니다. 어르신들이 밖에 잘 나가지 않아서 골절 사고가 많이 줄었다는 얘기도 있는데, 고관절 골절이 줄면 사망 감소에 기여를 할 것입니다. 2020년 10월 말 현재, 전년 대비 교통사고 사망자가 5.5퍼센트 감소했다는 보도를 보면 사회적 거리 두기의 영향이 일부 반영되었을 수 있습니다. 물론 최근 지속적으로 교통사고 사망자 수가 감소하고 있어 정확하지는 않습니다.

결과적으로 우리나라는 초과사망이 오히려 1퍼센트 감소하여 관리를 잘하고 있다고 평가할 수 있겠지만, 코로나 팬데믹 상황에서 항상 관리가 소홀해지는 '그늘'이 있다는 것도 알아야 합니다.

12　『Financial Times』, 「Coronavirus tracker: the latest figures as countries fight the Covid-19 resurgence」, 2021.1.22.

코로나19의 운명은?

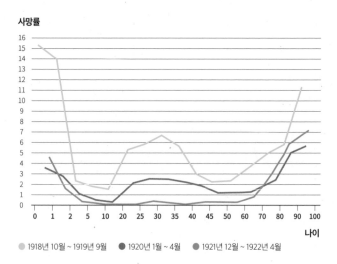

사망률

● 1918년 10월 ~ 1919년 9월　　● 1920년 1월 ~ 4월　　● 1921년 12월 ~ 1922년 4월

위 그래프는 1918~1922년 스페인 인플루엔자가 유행한 폴란 드 브레슬라우 지역의 연령대별 사망률을 보여줍니다. 처음 유행이 시작된 1918~1919년(노란색)에는 'W'자형 사망 패턴을 보였는데, 이는 세계적으로 유사한 패턴이었습니다. 즉, 유아 와 노인, 그리고 20~30대 젊은 성인의 사망률이 높았습니다. 그러나 15개월(회색)과 26개월(파란색) 후 인플루엔자가 다시 유

행했을 때는 전체 사망률이 많이 낮아졌고, 마침내 1922년에는 젊은 성인의 사망률이 사실상 사라졌습니다.

코로나 팬데믹도 지난해 두세 차례 파도(유행)가 지나갔고, 올해도 새로운 파도가 반복될 가능성이 높습니다. 세계적으로 코로나19 백신 접종이 시작되었지만 집단면역을 형성하기까지 충분한 시간이 필요하기 때문에 그 안에는 안심할 수가 없습니다. 우리나라도 지금 3차 파도를 넘고 있지만 사회적 거리 두기가 다시 느슨해지면 4~5월 또 유행이 시작될 가능성이 있습니다.

물론 스페인 인플루엔자에서 본 것처럼 유행은 반복되어도 치명률은 서서히 감소할 가능성이 높으며, 최근 겨울철마다 반복되는 계절성 독감(인플루엔자)에 대해 우리가 느끼는 수준으로 공포심은 줄어들 것입니다. 다만 매해 늦가을마다 인플루엔자 백신을 맞듯이 코로나바이러스에 대한 백신을 접종해야 할 수도 있습니다.

2부

⋮

코로나19 백신과
치료제의 현주소

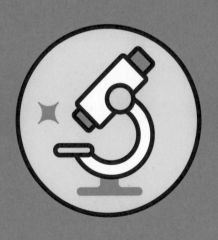

속도도 예방 효과도 1등!
화이자·바이오엔테크 백신

화이자·바이오엔테크 백신은 코로나19 백신 중 가장 먼저 미국 식품의약국FDA에서 긴급사용 승인을 받은 백신입니다. 이 백신은 그동안 인류가 사용하였던 바이러스 백신과는 다른 형태입니다.

과거에는 바이러스의 병원성을 줄여 질병을 일으키지 않을 정도로 만든 약독화 생백신이나 바이러스를 물리적 혹은 화학적으로 처리하여 병원성을 없앤 불활화 백신이 백신의 기본 형태였습니다. 이후 바이러스와 백신 연구가 진행되면서 바이러스의 구조 중에서 질병을 일으키는 주요 항원 부위가 무엇인지 알게 되었습니다. 이 항원 부위만을 정제하여 백신으로 만든 것이 분할 백신split vaccine이나 아단위 백신subunit vaccine입니다. 인플루엔자 백신은 거의 대부분 이런 형태의 아단위 백신입니다.

화이자·바이오엔테크 백신은 우리가 경험해보지 못한 형태의 messenger RNAmRNA를 이용한 유전자 백신입니다. 유전자 백신은 모든 제작 과정을 인공적으로 할 수 있는데, 그

중 가장 먼저 연구된 DNA 백신은 세포의 핵 안으로 들어갔을 때 사람 DNA에 끼어들 가능성을 가지고 있다는 문제가 있습니다. 반면 mRNA는 DNA 백신처럼 세포의 핵 안으로 들어가지 않고서도 단백질을 합성할 수 있다는 장점 때문에 사람 염색체로 끼어들 가능성이 없습니다. 게다가 기존의 백신처럼 바이러스나 미생물을 직접 다룰 필요 없이 코로나19 바이러스의 주요 항원 부위로 알려진 스파이크 단백질의 설계도에 해당하는 유전자만을 인공적으로 합성하여 만들면 되기 때문에 하나의 정해진 백신 플랫폼이 있다면 이를 응용하여 만들기가 비교적 용이합니다. 최근 변이 바이러스가 나오면서 새로운 스파이크 단백질 유전자를 가지고 새로운 백신을 만든다는 뉴스도 있습니다.

화이자·바이오엔테크 백신은 3주 간격을 두고 두 차례 접종받도록 해야 합니다.

임상시험에서는 두 번째 백신을 접종받은 후 일주일이 지난 시점부터 예방 효과가 있는 것으로 평가되었는데, 효능이 95퍼센트로 알려져 있습니다. 이는 많은 의사나 과학자들이 기대한 것보다 매우 높은 수준입니다. 코로나19 바이러스와 같은 호흡기 바이러스에 속하는 인플루엔자 바이러스의 백신은 성인이 맞았을 때 40~60퍼센트 예방하는 효과를 보일 뿐입니다. 그러다 보니 미국에서 코로나19 백신의 허가 조건으로 50퍼센트의 예방 효능을 기준으로 설정하기도 하였습니다.

반대로 다른 호흡기 바이러스인 홍역 바이러스의 경우 소아 시절 두 차례 백신을 접종받는데, 효과는 97퍼센트 정도로 알려져 있습니다. 새로운 코로나19 백신은 다행히도 인플루엔자 백신보다는 홍역 백신에 더 가까운 것 같습니다.

그러나 임상시험은 그 특성상 당뇨병, 고혈압, 심장 질환과 같은 기저 질환이 없거나 약물 치료로 잘 조절되는 환자만을 대상으로 진행됩니다. 우리 주변에는 건강한 사람들 외에도 심각한 기저 질환을 갖고 있거나 백신을 접종받아도 항체를 만들어내는 능력이 부족한 사람들이 많습니다. 따라서 현실에서 코로나19 백신 효과는 95퍼센트보다 낮을 가능성이 높습니다.

현실 세계에서 화이자·바이오엔테크의 코로나19 백신이 임상시험의 결과보다 낮은 효과를 보일 가능성이 많은 이유는 더 있습니다. 백신을 접종받는 사람을 빠른 속도로 늘리기 위해 접종 횟수를 애초 2회에서 1회로 줄이거나, 접종 간격을 회사에서 권장하는 3주보다 늘릴 가능성입니다. 실제 영국 정부는 백신 접종 간격을 3주에서 12주로 늘렸습니다. 1월 초 영국의 하루 확진자가 6만 명을 넘어선 상황을 감안하면 어느 정도 이해는 갑니다. 그러나 과학자, 의사들에게 이러한 결정은 받아들이기 어려운 것도 사실입니다.

화이자·바이오엔테크 코로나19 백신은 임상시험에서 1회 접종의 효능을 직접 평가하지는 않았지만, 1회 접종 이후 2회 접종 전까지의 백신 효과는 52.4퍼센트였습니다. 화이자·바이오엔테크 백신은 임상시험에서 첫 번째 백신 접종 후 활동을 제한받을 정도의 통증을 느끼는 사람이 55세 이하에서는 30퍼센트가량 되었습니다. 대부분은 수일 내에 좋아졌다고 하며, 나이가 많은 사람들이 통증을 덜 느끼는 것으로 보고되고 있습니다. 두 번째 백신을 접종받을 때는 통증을 심하게 느끼는 비율이 줄어듭니다. 반대로 피로감, 두통과 같은 전신 이상 반응은 첫 번째 접종보다 더 심하게 나타납니다. 이 백신을 두 차례 접종받은 미국에 계신 한국인 의사는 두 번째 접종 후 느낌을 이렇게 표현하였습니다. "두 번째 접종 후에는 끙끙 앓았습니다. 백신을 맞은 팔은 들 수가 없을 정도로 쑤시고, 몸살처럼 온몸이 아프고 두통도 생겼습니다. 극한 피로감과 식욕 저하로 마치 코로나19에 걸린 듯한 느낌이었습니다. 그런데 신기하게도 다음 날은 씻은 듯이 좋아졌습니다." 일상생활이 어려울 정도의 심각한 피로감이 4퍼센트 정도 나타난다고 하니 확실히 이 새로운 백신은 우리가 많이 접종받았던 인플루엔자 백신보다는 이상 반응의 빈도가 높은 것으로 보입니다.

실제 현장에서 새로운 형태의 백신, 효과 좋은 백신의 대규모 예방 접종을 시작하게 되면 예상하지 못한 어떤 이상 반응이 나타날지 주의 깊게 관찰해야 합니다. 전신 알레르기 반응인 아나필락시스가 그중 하나입니다. 아나필락시스는 보통 접종 후 수 분에서 수 시간 사이에 발생하는데, 기도 폐색이나 저혈압 및 쇼크, 부정맥 등이 나타나서 사망에까지 이를 수도 있는 이상 반응입니다. 따라서 예방 접종을 받은 사람은 접종 현장을 바로 떠나지 말고 15~30분 정도 머무르며 이상 반응이 나타나는지 확인해야 합니다.

화이자·바이오엔테크의 코로나19 백신이 가장 먼저 사용되면서 아나필락시스의 발생 빈도가 기존의 다른 백신보다 10배가량 높은 것으로 발표되었습니다. 백신의 어떤 성분이 아나필락시스를 유발하는지 아직은 명확하지 않지만, 백신의 안정제 성분 중 하나인 폴리에틸렌글리콜이 유력한 원인으로 떠오르고 있습니다. 미국에서 아나필락시스를 경험한 환자들은 심한 알레르기 반응 병력을 가지고 있는 사람들이 다수였다는 것을 기억하고, 백신을 접종받기 전 알레르기 병력을 확인하는 것이 중요하겠습니다.

**화이자와 닮은 듯 다른
모더나 백신**

미국에서 두 번째로 승인받은 모더나 백신은 화이자·바이오엔테크 백신처럼 mRNA 형태의 백신입니다. 화이자·바이오엔테크 백신은 3주 간격으로 접종하는 스케줄이지만, 모더나 백신은 4주 간격입니다. 2회 접종 후 14일이 지난 시점부터 코로나19를 예방하는 효과가 94.1퍼센트로 나타났습니다.

백신은 질병에 대한 예방을 목적으로 만들어지지만, 현실은 조금 다릅니다. 그래서 전문가들은 백신의 효과를 평가할 때 질병을 얼마나 예방할 수 있는지뿐만 아니라 병에 걸렸을 때 중증 질환으로 악화하는 것을 얼마나 줄일 수 있느냐를 중요시합니다. 모더나의 백신은 중증 코로나19 발생을 줄이는 데도 효과가 있을 가능성이 높음을 보여주었습니다.

접종 후 이상 반응도 화이자·바이오엔테크 백신과 유사한 경향을 보였습니다. 1차 접종보다 2차 접종에서 통증, 피로감, 근육통과 같은 이상 반응이 증가하고, 노인보다는 젊은 층에서 빈도가 높습니다. 모더나의 임상시험에서 나타난 이상 반응은 의학적으로 수용 가능한 범위로, 피로감과 근육통 같은 전신 반응을 3단계로 평가하였을 때 2차 접종의 약 50퍼센트에서 2단계 이상의 반응이 나타난다고 합니다. 전신 반응은 보통 반나절 지나서 생기며, 이틀 이내에 좋아진다고 합니다.

모더나의 백신은 화이자·바이오엔테크 백신과 보관 및 운송 방법에서 큰 차이를 보입니다. 모더나는 영하 20도에서 최대 6개월간 보관할 수 있습니다. 영상 2~8도에서는 30일 동안 보관이 가능합니다. 반면 화이자·바이오엔테크 백신은 영하 70도에서 보관하고 운송해야 하므로 관리가 더 어렵습니다. mRNA란 물질은 불안정하기 때문에 이것을 세포 안으로 전달하기 위해서는 안전하게 포장해야 합니다. 포장재로는 두 백신 모두 지질나노입자를 사용하는데, 포장하는 mRNA의 양과 포장 과정이 두 백신의 차이를 만들고 있습니다.

뜨거운 감자,
옥스퍼드·아스트라제네카 백신

옥스퍼드·아스트라제네카 백신은 화이자·바이오엔테크나 모더나의 백신과 다른 형태입니다. 사람을 공격하지 않는 바이러스를 전달체로 만들어서 이 바이러스 안에 코로나19 항원 유전자를 넣어 면역 반응을 유도하는 방식입니다. 보통 '바이러스 벡터 백신'이라고 하는데, 코로나19 백신 개발에 사용되고 있는 바이러스 벡터 백신은 모두 아데노바이러스를 이용하고 있습니다.

아데노바이러스를 이용한 백신은 mRNA 백신보다 연구 경험이나 임상시험 경험이 더 많습니다. 미국에서는 군인의 아데노바이러스 호흡기 감염을 예방하기 위해 아데노바이러스 생백신을 오랫동안 매우 효과적으로 사용해왔습니다. 2020년 7월에는 아데노바이러스 벡터를 이용한 에볼라 백신이 이미 사용 허가를 받았습니다. 아데노바이러스 벡터 백신이 비교적 안전한 백신이라는 의미입니다. 아데노바이러스는 사람 외에도 여러 동물에서 발견되는데, 옥스퍼드·아스트라제네카 백신은 침팬지만 감염되는 아데노바이러스를 전달체로 사용합니다.

이 백신은 임상시험에서 첫 번째 접종을 절반 용량으로 하고 두 번째 접종 시 전체 용량을 투여했을 때 예방 효능이 90퍼센트로 나타났습니다. 반면 첫 번째와 두 번째를 모두 전체 용량으로 접종했을 때는 62.1퍼센트였습니다. 이 둘을 합산한 평균 예방 효능이 70.4퍼센트라고 합니다. 이러한 결과를 바탕으로 영국 의약품건강관리제품규제청은 옥스퍼드·아스트라제네카 백신의 2회 접종을 승인하였습니다.

그러나 이 예방 효능에 대해서 논란이 있습니다. 원래의 임상시험 계획에는 절반 용량의 접종은 없었는데, 백신을 제조하는 과정에서 용량 계산이 잘못된 것을 뒤늦게 알게 됐기 때문입니다. 아스트라제네카 측은 첫 번째를 절반 용량으로 접종했을 때 왜 더 효과가 좋은지 설명하지 못하고 있습니다. 먼저 승인받은 두 백신보다 임상시험 대상자 수가 적고 훨씬 복잡한 연구 설계로 임상시험이 이루어졌기 때문에, 이 백신의 예방 효과가 62퍼센트에 가까울지 90퍼센트에 가까울지 섣불리 예상하기는 어려워 보입니다.

옥스퍼드·아스트라제네카 백신은 2~8도에서 6개월 이상 보관이 가능합니다. 관리 측면에서 mRNA 백신보다 훨씬 유리하죠. 가격도 두 백신의 5분의 1 이하라는 점도 장점으로 꼽힙니다.

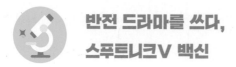

반전 드라마를 쓰다, 스푸트니크V 백신

화이자·바이오엔테크의 코로나19 백신 3상 임상 결과 발표 이틀 후 러시아에서는 스푸트니크 V Sputnik V 라는 코로나19 백신의 임상시험 결과가 언론에 공개되었습니다. 이 백신은 가말레야 국립 전염병·미생물학 센터가 개발한 것으로, 옥스퍼드·아스트라제네카 백신과 마찬가지로 아데노바이러스 벡터를 이용한 백신입니다.

스푸트니크 V는 다른 백신들처럼 2회 접종이 필요하지만, 두 번의 접종 과정에서 서로 다른 아데노바이러스 벡터를 이용합니다. 첫 번째 접종은 아데노바이러스 26형 벡터를 이용하고, 3주 후 두 번째 접종은 5형 벡터를 이용합니다. 매우 독특한 방식인데요. 아데노바이러스는 사람에게만도 70여 가지 이상의 서로 다른 유전형이 있는데, 아데노바이러스 벡터 백신마다 이용하는 바이러스는 조금씩 다릅니다. 가말레야 연구소는 서로 다른 아데노바이러스를 이용하는 것이 같은 종류의 아데노바이러스를 이용하는 것보다 항체 형성에 유리하다고 이야기합니다.

문제는 이 백신이 2상 임상시험에서 안전성과 접종 후 항체 생성 여부 결과까지만 확인된 상태에서 사용 승인을 받았다는 사실입니다. 일반적으로 백신 사용 허가는 3상 임상시험에서 질병을 예방할 수 있는 효능까지 확인된 이후에 이뤄집니다. 즉, 스푸트니크 V 백신은 효능을 간접적으로 평가할 수 있는 항체 생성 여부만 가지고 사용 승인을 받은 것입니다. 당연히 러시아 밖에서는 의심의 시선이 많았습니다.

그런데 갑자기 어느 날부터 이 백신을 바라보는 시선이 180도 달라지게 됩니다. 권위 있는 국제 의학지 『랜싯』에 스푸트니크 V 백신의 효능이 91.6퍼센트에 이른다는 3상 결과가 게재되었기 때문입니다. 이는 화이자·바이오엔테크(95퍼센트)나 모더나(94.1퍼센트)와 비슷한 수준입니다. 이 백신을 승인하는 국가들이 가파르게 늘고 있는 가운데, 우리나라가 스푸트니크 V의 글로벌 핵심 생산국이 되면서 사람들의 관심도 크게 늘고 있습니다.

중국도 코로나19 백신 개발의 선두 주자입니다. 다양한 형태의 백신을 만들고 있는데 이 중 가장 선두 주자는 시노백과 시노팜에서 만든 코로나19 백신입니다. 모두 코로나19 바이러스를 불활성화해 만든 백신으로, 불활화 백신 또는 사백신이라고 합니다. 불활화 백신은 백신을 제조하는 가장 전통적인 방법입니다. 바이러스에 포름알데하이드나 포르말린과 같은 화학 물질을 처리하여 병원성을 없애는 것입니다. 따라서 바이러스를 배양하기 위한 시설이 필요한데, 코로나19 바이러스를 배양하려면 생물안전도 3등급의 매우 안전한 시설이 있어야 합니다. 생물안전도 3등급은 실험실 정도의 규모로 국내에도 몇 개 없는데, 백신 제조를 위한 대규모 시설로 만들기는 어렵습니다. 불활화 백신은 바이러스를 대량으로 확보할 수 있다면 비교적 빠른 시간 안에 만들 수 있다는 장점이 있지만, 최근에는 바이러스 전체를 이용한 백신 제조는 점차 줄어드는 추세입니다. 이러한 방식으로 백신을 만들다 보면, 우리가 만들고자 하는 항원 외에 바이러스의 다른 성분들이 백신에 포함될 수밖에 없고 이에 따라 백신의 이상 반응 빈도가 높아질 수 있기 때문입니다. 시노백과 시노팜의 백신은 중국에서 2020년 7월 이미 긴급사용 승인을 받았으며, 2021년부터는 중남아메리카와 아프리카·중동 지역에서 사용되다가 2021년 5월 이후로 세계보건기구WHO의 승인을 받았습니다. 시노팜 백신은 임상시험에서 예방 효능이 73~78퍼센트로 나타났으며, 시노백 백신은 50.7~83.5퍼센트인 것으로 알려졌습니다. 그러나 러시아의 스푸트니크 V 백신과 중국의 시노팜과 시노백 백신의 효과에 대해서는 의구심이 완전히 해소된 것은 아닙니다.

1회만 접종하면 OK!
얀센 백신

우리나라에서 코로나19 백신으로 승인받은 세 번째 백신은 얀센에서 개발한 백신입니다. 얀센의 백신도 옥스퍼드·아스트라제네카 백신과 유사한 아데노바이러스 벡터를 이용한 백신입니다. 다만 옥스퍼드·아스트라제네카 백신과는 달리 26형 아데노바이러스를 사용한 백신입니다. 얀센사는 코로나19 백신을 개발하기 전 이미 2020년 여름에 아데노바이러스 벡터를 이용하여 에볼라 백신을 승인받았습니다. 이 기술을 이용하여 비교적 단기간에 코로나19 백신 개발에 성공한 것입니다.

얀센 백신의 가장 큰 특징은 1회만 접종하면 된다는 것입니다. 얀센 백신을 제외하고 현재 사용되는 코로나19 백신은 모두 2회 접종으로 승인받았습니다. 임상시험에서 얀센 백신의 예방 효능은 66.9퍼센트로 제시되었습니다. 앞서 임상시험 결과를 발표한 화이자·바이오엔테크 백신이나 모더나 백신이 90퍼센트 이상의 매우 우수한 예방 효능을 보여줬기 때문에, 얀센 백신의 임상시험 결과는 언뜻 보면 미덥지 않을 수도 있습니다. 그러나 이것은 잘못된 해석입니다. 화이자·바이오엔테크 백신의 경우 임상시험의 76퍼센트 정도가 미국에서 시행되었지만, 얀센 백신은 44퍼센트만 미국에서 이뤄지고 나머지는 변이 바이러스로 백신 효과가 감소될 것으로 예측되는 남미와 남아프리카공화국에서 시행되었습니다. 따라서 임상시험의 결과가 나라별로 다르게 나왔습니다. 미국에서는 예방 효능이 74.4퍼센트였지만 브라질에서는 66.2퍼센트, 남아프리카공화국에서는 52.0퍼센트였습니다. 이 중 베타 변이 바이러스가 주로 유행하는 남아프리카공화국에서의 결과를 주목해야 합니다. 얀센 백신은 변이 바이러스에 대해서도 효과가 있으며, 특히 중증의 코로나19를 예방하는 데 81.7퍼센트의 효능을 보였습니다. 이미 변이 바이러스가 계속 출현하면서 코로나19와 장기간 같이 살아갈 수밖에 없는 우리들에게는 실현 불가능한 100퍼센트의 예방 효과를 보이는 백신보다는 중증 코로나19 발생을 막아줄, 그래서 바이러스에 감염되어도 감기 정도로 앓고 지나갈 수 있게 해주는 백신이 매우 중요합니다. 남아프리카공화국에서 얀센 백신이 중증 코로나19를 예방하는 효과가 81퍼센트였다면, 코로나19 발생 수준을 보았을 때 우리나라에서는 95퍼센트 이상의 중증 코로나19 예방 효과를 보일 것입니다.

Made in Korea 백신은
왜 없을까?

우리나라 회사에서 개발 중인 백신도 있습니다. 가장 먼저 임상시험에 들어간 백신은 GX-19N이라는 이름으로 제넥신에서 개발하고 있는 DNA 백신입니다. 진원생명과학의 GLS-5310도 DNA 백신입니다. 그리고 셀리드에서는 AdCLD-CoV19라는 이름으로 아데노바이러스 벡터 백신을 개발 중입니다. SK바이오사이언스에서 만들고 있는 재조합 단백질 백신도 있습니다. SK바이오사이언스의 경우 유정란 기반으로 만들던 인플루엔자 백신을 세포에서 배양해 만드는 방식에 성공한 경험이 있기 때문에 코로나19 백신 개발에 성공할 가능성은 충분히 있을 것으로 생각합니다.

우리나라 회사에서 만드는 백신은 외국에서 만들고 있는 것보다 임상시험에서 많이 뒤처져 있습니다. 일부에서는 자본의 문제라고 이야기합니다. 의약품의 임상시험은 돈이 많이 드니까요. 하지만 이는 단순히 자본의 차이 때문만은 아닌 것 같습니다. 저 역시 코로나19와 관련된 국내외의 여러 임상시험에 참여하고 연구자 주도의 임상시험을 진행하고 있는데, 이 과정에서 우리나라의 임상시험 설계나 관리는 외국 회사보다 훨씬 뒤떨어진 것을 느끼고 있습니다. 임상시험의 디자인은 누구나 쉽게 찾아볼 수 있지만, 임상시험 과정에서 발생하는 수많은 변수를 관리하는 것은 경험에서 나오는 노하우일 수밖에 없습니다. 우리나라가 백신을 스스로 만들어서 임상시험을 시도한 것은 2009년 신종 인플루엔자 이후입니다. 영국과 미국이 100년 이상 백신을 만들면서 쌓아온 임상시험의 노하우를 따라잡기에는 시간이 더 필요해 보입니다.

국민들의 정서도 감염병 임상시험에 호의적이지는 않습니다. 최근 실시된 코로나19 백신에 대한 설문조사 결과를 보면, 응답자의 90퍼센트는 국산 코로나19 백신 개발이 필요하다고 생각하지만 임상시험에 참여하겠다는 응답은 20퍼센트에 불과하였습니다. 저 역시 감염병과 관련된 임상시험을 환자들에게 설명하다 보면 부정적인 반응을 많이 접하게 됩니다. 우리가 혜택을 보고 있는 많은 약들은 누군가의 임상시험을 거쳐서 얻어진 결과물입니다. 코로나19 백신 또한 미국이나 영국과 같은 나라에서 수만 명이 임상시험에 참여해서 얻은 결과물입니다. 백신, 약물 주권은 제약사의 의지나 정부의 지원만으로는 이뤄질 수 없습니다. 국민들이 임상시험에 참여하여 좋은 결과를 얻을 때 우리가 원하는 백신, 치료제를 원활하게 공급받을 수 있습니다. 게다가 의사가 환자에게 해로움이 더 클 것으로 예상되는 임상시험을 권하는 일은 없습니다.

그리고 임상시험 과정은 식품의약품안전처의 엄격한 승인 과정을 1차로 거쳐야 가능하며, 이후 임상시험을 시행하는 병원에서는 임상시험심사위원회의 심사를 통해 임상시험에 참여하는 환자들에게 피해가 될 수 있는 부분을 다시 한번 검토하고 승인 여부를 결정합니다. 만약 환자가 임상시험 과정에서 예상하지 못한 피해를 입는 경우 충분히 보상하는 시스템도 갖추고 있습니다. 임상시험심사위원회에는 의사들 외에 일반인도 참여합니다. 환자의 눈높이에서 이 임상시험이 환자에게 해가 되는 부분은 없는지를 매우 엄격하게 평가하는 것이지요.

또 다른 백신들

지금까지 소개한 3가지 종류의 mRNA 백신, 아데노바이러스 벡터 백신, 불활화 백신 외에 바이러스의 항원 단백질을 유전자 재조합 기술을 이용하여 만드는 재조합 단백질 백신도 개발 중입니다. 재조합 단백질 백신은 B형 간염의 백신 제조에 처음 사용된 이후 여러 백신에서 사용되고 있습니다. 그만큼 안전성 측면에서 우수하다고 할 수 있습니다. 다만 단백질을 합성하는 과정을 거쳐야 하기 때문에 개발 과정에 시간이 더 걸릴 수밖에 없습니다.

재조합 단백질 백신으로 코로나19 백신을 만드는 선두 주자는 미국의 노바백스입니다. 노바백스의 코로나19 백신은 아직 사용 승인은 받지 못한 상태이지만 남아프리카공화국에서 시행된 부분 임상시험 결과, 유증상 코로나19를 예방하는 효능이 89.3퍼센트인 것으로 알려졌습니다.

긴급사용 승인 제도란?

긴급사용 승인Emergency Use Authorization, EUA이란 허가 절차를 간소화해 사용 승인을 해주는 제도라고 이해하면 좋겠습니다. 통상적인 허가 절차를 지키다 보면 방역에 큰 차질이 빚어질 것이 예상되기 때문이죠. 2020년 2월 코로나19 진단키트를 우리나라가 아주 빨리 개발하여 사용하게 되었는데, 그때도 긴급사용 승인이란 표현이 나왔습니다. 긴급사용 승인은 위험 부담이 있기 때문에 워낙 심각한 코로나 팬데믹 상황에서 허용을 하는 것이고, 따라서 사후 재평가를 계속해서 제품을 보완해야 합니다.

코로나19 치료제에서도 긴급사용 승인 제도가 작동했었죠. 미국의 트럼프 전 대통령이 긴급승인을 유도한 하이드록시클로로퀸은 코로나19에 도움이 되지 않았습니다(이런 일은 정부와 기관에 대해 심각한 불신을 가져올 수 있습니다).

백신도 마찬가지입니다. 특히 백신은 건강한 사람에게 접종해 감염병에 걸리지 않도록 하는 것인데, 백신을 맞으면서 오히려 부작용이 생기고 심지어 큰 병에 걸리게 된다면 어떻게 되겠습니까? 당연히 신중을 기해야 할 부분입니다.

미국 식품의약국FDA은 코로나19 백신의 긴급사용 승인을 지원하기 위한 기본적인 조건을 제시한 바 있습니다. 적어도 3만 명 이상의 피험자를 등록해야 하고, 백신 접종 완료 후 최소 2개월을 추적하는 동안 그 효과와 안전성을 제시해야 한다는 조건이었습니다. 보통 백신 접종 후 부작용은 6주 이내에 발생한다고 합니다.

FDA는 이를 최소한의 안전 조치라고 제시한 것인데, 전문가들은 그동안 백신을 개발하는 과정에서 긴급사용 승인 제도를 활용한 적이 없다고 지적하며 위험성을 주장하기도 합니다. 신약을 개발하는 과정을 보면 동물을 대상으로 하는 전임상시험을 거친 후 사람에게 적용하는 1상, 2상, 3상 임상시험을 하게 됩니다. 안전성과 효과성을 광범위하게 입증하는 데이터를 얻기 위해서입니다. 과거 대상포진 백신의 경우 3년 정도의 효과와 안전성 데이터를 요구하였다고 합니다.

코로나 팬데믹 상황에서 보다 빨리 백신이 도입되길 희망하는 공중보건학적 필요성은 충분하지만, 적어도 전 세계 20억 명 이상이 맞아야 하는 백신이라면 신중에 신중을 기할 필요도 있습니다.

특히 이번에 사용하는 백신은 과거 경험이 없는 백신도 있기 때문에 예방 효과보다도 안전성에 대한 모니터링이 매우 중요합니다. 따라서 접종 후 2개월뿐 아니라 1~2년간의 안전성을 확보하기 위해 백신 접종자를 등록하고 경과를 관찰하는 것이 필요합니다.

피험자 3만 명이라고 하면 굉장히 크게 느껴지지만 어떤 약물이 일으킬 수 있는 부작용의 확률이 1만분의 1 또는 10만분의 1 정도라면 사실 3만 명으로는 임상시험에서 부작용이 발견되지 않을 수 있습니다. 참고로 화이자·바이오엔테크 백신의 접종을 시작해보니까 100만 명당 11.1명에 해당하는 수치로 아나필락시스라는 부작용이 발생하는데, 이는 기존 인플루엔자 백신보다 10배 정도 높은 수치라고 합니다. 아나필락시스는 예상된 부작용이지만, 임상시험에서는 발견되지 않았습니다. 이런 부작용이 또 생길 수 있기 때문에 접종자 등록 시스템을 운영해야 합니다.

따라서 우리나라 질병관리청은 백신 접종자를 등록하고 안전성을 모니터링하는 체계를 갖추기 위한 준비에 들어갔다고 합니다. 미국이나 영국처럼 일반인이 스마트폰 앱을 통해 간단히 이상 반응을 보고할 수 있는 체계도 필요합니다. 원래 매년 하는 인플루엔자 백신도 등록 및 모니터링 체계가 있습니다. 특히 우리나라는 전 국민 단일 건강보험 체계이기 때문에 백신 등록 체계와 건강보험 청구 데이터 연계가 실시간으로 된다면 더 효과적인 모니터링이 가능할 것입니다.

코백스 퍼실리티는
어떤 프로그램일까?

COVAX Facility COVID-19 Vaccine Global Access Facility 는 국제 백신 공유 프로젝트입니다. 세계백신면역연합 GAVI, 전염병대비혁신연합 CEPI, WHO 세 단체가 공동으로 코로나19 백신의 개발과 생산을 촉진하고, 전 세계의 모든 나라에 백신을 공정하게 분배하는 것을 목표로 합니다. 현재 180여 개국이 참여하고 있는데, 많은 국가가 백신 구매 의사를 밝히고 공동구매에 참여하면 백신 개발 회사의 입장에서는 안정적인 판로가 열리기 때문에 열심히 백신을 개발하게 됩니다.

코백스 퍼실리티는 백신 개발 회사들과 국가를 연결해줍니다. 대신 협상을 해주기 때문에 개발도상국들도 안정적으로 백신을 구매할 수 있게 되는데, 공동구매에 참여한 나라 인구의 20퍼센트가 맞을 수 있는 물량을 확보해주는 것이 목표입니다.

우리 정부도 코백스 퍼실리티를 통해 1000만 명 접종에 필요한 백신 2000만 도스를 확보할 계획이며, 이를 위해 약 700억 원의 예산을 준비했다고 합니다. 코백스 퍼실리티에서 배분하는 백신으로 화이자·바이오엔테크 백신 5만여 명분이 우리나라에 들어와서 2월 말부터 코로나19 치료 병원 의료진에게 접종을 시작한다고 합니다. 코백스 선구매 공약Advance Market Commitment, AMC은 90여 개 저개발국에도 코로나19 백신을 안정적으로 공급하기 위해 여러 국가들이 기부금을 내는 것입니다. 20억 달러를 모금할 계획이고 우리나라는 1000만 달러를 기부하기로 했습니다. (좀 적지요!)

최근 부유한 몇몇 나라가 먼저 개발된 백신에 대해 필요한 물량 이상을 선구매에 나서 '백신 국가주의'란 말까지 나옵니다. 유엔 사무총장 안토니우 구테흐스Antonio Guterres는 선진국이 저개발국의 수요를 무시한 채 자국민만을 위해 백신 구매 경쟁을 벌이는 상황을 비판하기까지 했습니다. 전 세계 시민들이 모두 코로나19 백신에 안정적으로 접근할 수 있어야 집단면역이 획득되고 코로나19로부터 해방될 수 있습니다.

만약 선택할 수 있다면 어떤 백신을 맞을까?

어떤 백신을 접종하는 것이 좋을지 고민하는 분들이 많은 것 같습니다. 다음의 표는 우리나라 질병관리청에서 여러 백신 제형의 장단점을 소개한 자료입니다. 이를 보면 코로나19 백신 의 제형에 따른 장단점은 사실 백신을 개발하고 생산하는 측 면에서의 장단점에 가깝습니다.

우리는 어떤 선택을 해야 할까요? 어떤 백신이 좋을지에 대 한 제 답은 '모른다'입니다. 95퍼센트의 효능이 있다고 보고한 백신이 70퍼센트의 효능을 보고한 백신보다 더 좋을지는 알 수 없습니다. 물론 질병을 예방하는 효과 측면에서는 95퍼센 트의 효능을 보인 mRNA 백신이 좋은 선택일 것입니다. 그러 나 안전성 측면에서는 최근 이야기되는 아나필락시스 빈도를 보면, 화이자·바이오엔테크 백신보다는 옥스퍼드·아스트라 제네카 백신이 조금 더 나은 것이 사실입니다.

만약 백신의 종류를 선택할 수 있다면 어떻게 할까요? 선 택할 수 있는 백신이 60~70퍼센트 이상의 효과를 보이는 mRNA, 아데노바이러스 벡터, 단백질 백신 3가지 종류가 있

코로나19 백신 플랫폼별 장단점

제형		장점	단점	적용 사례
핵산 백신	DNA 백신	· 신속 제작, 단기간 내 대량 생산 가능 · 체액성, 세포매개성 면역 모두 유도	· 별도의 접종 장치 필요(고가) · 생백신 대비 낮은 면역 반응 유도	메르스, HPV, B형 간염 (1상 및 2상 임상시험 단계)
	mRNA 백신	· 신속 제작, 단기간 내 대량 생산 가능 · 체액성, 세포매개성 면역 모두 유도 · 지질나노입자 등 제형화로 생체 내 전달과 면역 효능 등도 개선	· 낮은 안정성으로 생체 내 전달 비효율적 · 생백신 대비 낮은 면역 반응 유도	코로나19(현재 사용) 지카 및 조류인플루엔자 (1상 임상시험 단계)
전달체 백신		· 강한 면역 유도 가능	· 염증 등 부작용 사례 보고 · 세포 기반 제조로 대량 공정 개발 필요	메르스, 결핵, 지카(임상 단계), 에볼라(승인)
합성항원 백신		· 높은 안정성, 안정적 생산 공정 유지 · 다양한 면역증강제와 제형화 가능	· 적절한 면역증강제 필요 · 면역증강제로 인해 비용 효율성 낮아질 수 있음(고가)	전통적인 플랫폼으로 개발된 백신 다수
불활화 백신		· 바이러스 확보 시 신속 개발 가능 · 중화항체 유도 우수 · 다양한 면역증강제와 제형화 가능	· 염증 등 부작용 사례 보고 · BL 3급 생산시설 필요 · 대량 생산에 부적합	

(출처: 질병관리청)

다면, 저는 단백질 백신을 선택할 것 같습니다. 만성 질환이 없는 65세 이하의 성인이라면, 백신의 효과 못지않게 안전성이 중요할 수밖에 없기 때문입니다. 단백질 백신은 우리가 매우 오랫동안 안전하게 사용한 백신입니다. 하지만 백신을 선택할 수 없기 때문에, 저는 가장 빨리 접종할 수 있는 백신을 기꺼이 맞을 것입니다. 효능이 더 우월하고 변이 바이러스로부터 안전한 백신을 맞기 위해 몇 개월을 기다리는 것은 소탐대실일 가능성이 높습니다. 코로나19 백신에 대한 현실적인 기대는 접종 후 코로나19에 걸리지 않는 것보다는 중증으로 악화하는 것을 막는 것입니다.

제가 진료하는 코로나19 환자들은 대부분 고유량 산소나 인공호흡기 치료가 필요합니다. 이러한 중증 환자들은 거의 나이가 많으신 분들이기는 하지만 간혹 젊은 분들도 있습니다. 코로나19는 감기를 일으키는 바이러스와는 비교되지 않는 질병이라는 것을 몸소 느끼게 됩니다. 어떠한 백신도 우리를 코로나19 바이러스로부터 완벽하게 보호해주지는 못합니다. 하지만 적어도 60~70퍼센트 이상의 효과를 보이는 백신이라면 치명적인 질환으로 발전하는 것을 효과적으로 막아줄 것입니다. 최근 영국에서 발표된 자료는 mRNA 백신인 화이자·바이오엔테크 백신이나 옥스퍼드·아스트라제네카 백신 모두 중증 질환을 예방하는 데 매우 효과적임을 보여주고 있습니다. 그리고 옥스퍼드·아스트라제네카 백신(94퍼센트)이 코로나19에 걸린 후 입원을 막는 데 화이자·바이오엔테크 백신(85퍼센트)보다 좋은 수치를 나타냈습니다. 예방 효과가 더 좋은 백신을 맞기 위해 기다리는 것보다는 어느 정도 효과적인 백신이라면 빨리 맞는 것이 더 합리적인 선택임을 보여주는 결과입니다.

백신을 연구하는 과학자가 아닌 임상 의사들에게 mRNA 백신이나 바이러스 벡터 백신은 매우 생소합니다. 현재까지의 결과로는 mRNA 백신이 바이러스 벡터 백신보다 질병 예방 효과가 좋은 것으로 보입니다. 하지만 과연 mRNA 백신은 이송 및 보관의 어려움을 극복할 수 있을지, 아데노바이러스 벡터 백신은 여러 차례 맞아야 할 때도 유용할지 아직은 잘 모릅니다. 아데노바이러스 벡터 백신이 신종 감염병 대응에 유용한 수단이 될 수 있다는 이야기는 10년 전부터 나왔지만, 그 첫 결과물은 2020년 여름 유럽에서 승인받은 얀센의 에볼라 백신이었습니다. mRNA 백신은 아데노바이러스 벡터를 이용한 백신보다 훨씬 더 생소한 내용입니다.

지금까지 두 개의 mRNA 백신, 그리고 아데노바이러스 벡터 백신이 3상 임상시험을 통해 그 효능과 부작용이 알려져 있습니다. 하지만 이는 1만 명에서 최대 3만 명 사이의 환자를 대상으로 얻어진 결과일 뿐입니다. 수천만 명에서 수억 명에게

이 백신들을 접종해야 할 텐데, 그 과정에서 실제 백신의 효과는 어떨지, 알려진 부작용 외에 다른 부작용은 어떤 것이 나타날지, 백신의 효능이 언제까지 유효할지는 아직 말할 수 없는 부분입니다. 특히 코로나19 백신의 효과가 얼마나 지속되는지에 따라서 그다음 백신은 무엇을 선택하고, 접종 스케줄은 어떻게 해야 할지 결정할 수 있습니다.

코로나19 환자는
어떤 치료를 받을까?

우리나라에서 코로나19에 감염되면 모두 입원을 해야 합니다. 물론 경우에 따라서는 입원하는 장소가 병원이 아닌 생활치료센터가 되기도 합니다. 하지만 생활치료센터에도 의료진이 상주하고 있으니 모든 코로나19 환자들은 의료 혜택을 보는 것입니다. 이는 외국과 많이 다릅니다. 환자가 많이 생기는 미국이나 유럽에서는 코로나19로 진단받더라도 입원이 필요할 정도의 상태에 놓인 환자만 입원 치료를 받습니다. 우리나라의 코로나 환자에 대한 의료 서비스는 가히 세계 최고라고 해도 될 정도입니다.

그런데 의료 혜택을 본다는 것이 꼭 어떤 약물을 투여받는다는 의미는 아닙니다. 코로나19로 진단되면 우선 입원이 필요한지, 감기약만 처방해도 될지, 아니면 처방이 필요 없을지를 분류하고 경과를 지켜보는 과정을 우선 거칩니다. 폐렴이 생기더라도 산소 치료가 필요치 않은 경우도 있으며, 약물 투여 없이 산소 치료만으로 회복되는 경우도 있습니다. 따라서 처방이 필요 없는 환자도 있으며, 감기에 걸렸을 때 먹는 약만 복용하는 경우도 있습니다.

　우리나라는 의료의 접근성이 좋다 보니 약간의 증상에도 약물 처방을 원하는 환자가 많은 편입니다. 먹는 약보다는 주사약이 효과가 좋다며 주사를 원하는 경우도 종종 있습니다. 그러나 약은 언제나 양날의 검과 같은 존재입니다. 잘 쓰면 약이지만 부작용이 생기면 독이 되기도 합니다. 약을 처방받지 못했다고 치료를 못 받은 것은 아닙니다. 환자가 저절로 회복될 수 있다면 그보다 좋은 치료는 없습니다. 언제 약물이 필요할지 결정하는 것은 의사마다 다를 수 있지만, 저는 환자 입장으로 진료를 받을 때 불필요한 약, 수술을 권하지 않는 의사를 더욱 신뢰합니다.

중증 환자에 사용하는 약물, 렘데시비르

대부분의 코로나19 환자들은 약물 치료가 필요하지 않습니다. 약물이 필요한 환자는 폐렴이 생기면서 점차 악화하는 분들입니다. 이때 첫 번째로 선택되는 약물이 렘데시비르 Remdesivir란 이름의 항바이러스제입니다. 사실 렘데시비르의 효과에 대해서는 논란이 있습니다. 과연 코로나19 환자를 치료하는 데 효과가 있는 약물이냐는 것이죠. 이 논란에 불을 지핀 것은 WHO였습니다. 렘데시비르 효과를 평가해보니 별 쓸모가 없다는 것이죠. 가장 권위 있는 국제기구에서 효과가 없다고 하니 의사들은 매우 당황했습니다. 가뜩이나 코로나19에 맞설 무기가 없는 상황에서 그나마 들고 있던 무기를 내려놓으라고 하니 당황스러울 수밖에요.

렘데시비르는 원래 2013~2016년 서아프리카에서 에볼라 출혈열이 유행하면서 개발된 약물입니다. 그런데 에볼라 유행이 종식되면서 그 빛을 보지는 못했습니다.

이후 미국 알레르기 감염병 연구소가 주도한 임상연구 Adaptive COVID-19 Treatment Trial, ACTT에서 렘데시비르가 중증 환자의 회복 속도를 4일가량 앞당긴다고 보고하면서 2020년 5월 미국 FDA는 코로나19 환자의 치료제로는 처음으로 렘데시비르의 긴급사용을 승인하게 되었습니다. 이후 유럽과 한국을 포함한 아시아 국가에서 동시에 임상연구가 진행되었고, 우리나라에서도 지난해 6월부터 특례 수입 절차를 통해 약품을 들여오면서 일부 환자들이 혜택을 보게 되었습니다. 그 대상은 폐렴이 점차 악화하면서 산소 요구량이 증가하는 환자들이었습니다. 하지만 이 약물도 중증 코로나19 환자들에게 아주 희망적인 약물은 아니었습니다. 저도 코로나19 환자들을 진료하면서 렘데시비르를 사용했지만 폐렴이 악화된 환자들을 종종 보았습니다. 실제 연구 결과에서도 렘데시비르를 사용했으나 사망한 환자들이 적지 않았습니다. 렘데시비르가 치료 기간을 줄이는 데 효과는 있지만 사망을 감소시키는 효과까지는 보여주지 못하였습니다.

WHO의 연구는 미국 주도의 연구보다는 다소 늦게 시작되었습니다. WHO는 이 임상시험의 이름을 연대시험solidarity trial이라고 명명했습니다. 코로나19의 위기에 전 세계가 연대로 맞서자는 의미죠. WHO의 연대시험에는 30개 나라의 약 1만 1000명 이상의 환자가 참여해 렘데시비르 외에도 효과가 기대되는 약물인 칼레트라(에이즈 환자 치료에 사용되는 항바이러스제), 하이드록시클로로퀸(말라리아 환자 치료에 사용되는 항말라리아

제), 그리고 인터페론(다발 경화증 환자 치료제)까지 4가지 약에 대한 효과를 시험하였습니다. 이 약물들이 코로나19로 인한 사망률, 인공호흡기 치료를 줄일 수 있는지를 평가하였습니다.

그런데 연구 결과, 렘데시비르를 포함한 그 어떤 약물도 사망률이나 인공호흡기 치료를 줄이지는 못한 것으로 나왔습니다. 이에 결국 WHO는 코로나19 환자 치료에 렘데시비르 사용을 권고하지 않는 것으로 결론을 내렸습니다.

왜 이런 결과가 나온 것일까요? 렘데시비르는 코로나19 환자 치료에 효과가 없는 것일까요? 분명한 점은 렘데시비르가 코로나19 환자 치료에 한계가 있다는 것입니다. 항바이러스제는 세균을 치료하는 항생제와 달리 바이러스 자체를 죽이는 약물은 아닙니다. 새로운 바이러스가 복제 증식하는 것을 막을 수 있을 뿐입니다. 그래서 항바이러스제는 증상 발생 초기에 투여하는 것이 일반적입니다. 인플루엔자 치료제로 사용하는 타미플루가 그러한데, 증상이 생기면 48시간 이내에 사용하도록 권장합니다. 항바이러스제를 빨리 투여하면 바이러스가 몸 안에서 증식하는 것을 억제해서 바이러스의 체내 농도를 낮추게 되고, 그러면 바이러스에 감염되어 생긴 증상이 좋아진다는 것입니다.

그런데 렘데시비르를 투여받은 환자들은 대부분 증상이 생긴 후 일주일 정도는 지난 환자들입니다. 이 정도면 대부분은 몸 안에서 바이러스 증식이 이미 끝나가는 단계입니다. 바이러스에 감염되고 상당한 시간이 지난 환자들을 대상으로 렘데시비르를 사용할 수밖에 없다 보니 그 효과가 제한적인 것입니다.

둘째는 렘데시비르를 바라보는 WHO와 미국의 관점이 다르다는 것입니다. 미국은 렘데시비르가 다른 감염병 치료제의 평가와 유사하게 입원이 필요한 코로나19 환자의 치료 기간을 얼마나 단축할 수 있는지를 평가하였고, 효과는 아주 좋다고 할 정도는 아니지만 일부분에서는 효과를 보였기 때문에 승인하였습니다. 반면에 WHO는 사망률이 높은 대유행 감염병이라는 관점에서 과연 렘데시비르가 사망을 줄일 수 있을까를 평가한 것입니다.

그런데 렘데시비르는 미국에서 공개된 환자 부담 금액이 375만 원 정도라고 합니다. 투약 방법도 먹는 약이 아닌 주사약이고 5일은 투여받아야 하니 입원한 환자가 아니면 거의 사용이 불가능합니다. 부유한 나라가 아니면 접근조차 어려운 약물인 것입니다. 게다가 약의 공급은 부유한 나라에서도 수요보다 훨씬 적습니다. 세계 인류를 바라보는 WHO의 시각은 미국과 다를 수밖에 없는 것입니다.

덱사메타손은
사망률을 낮춰줄까?

덱사메타손dexamethasone은 스테로이드 계열의 항염증 약물로 류머티즘 관절염과 같은 자가면역 질환이나 천식, 알레르기, 피부 질환에 매우 오랫동안 효과적으로 사용되었던 약물입니다. 약값도 매우 저렴합니다.

코로나19 이전에도 감염병 환자를 치료하는 데 덱사메타손과 같은 스테로이드 약물이 효과가 있는지 확인하려는 시도는 계속 있었습니다. 감염병도 미생물에 감염되어 나타나는 염증 반응으로 인해 여러 가지 증상이 발생하기 때문입니다. 그런데 대부분의 감염병에서 스테로이드는 긍정적인 효과가 없었습니다. 오히려 안 좋은 결과를 초래하는 경우가 많았습니다. 그래서 스테로이드는 신경 결핵이나 폐포자충 폐렴 등 일부 감염병 환자에게만 사용됩니다. 코로나19 환자 중 폐렴이 나빠지는 환자들은 다음 그림처럼 염증 반응이 심한 환자들입니다. 아직까지는 그 염증 반응이 어떤 과정으로 나타나는지 잘 모릅니다. 심한 염증 반응을 일으키는 환자들이 중증의 폐렴을 앓는 것을 보면서 어떤 약물이 코로나19에 효과가 있는지 모르던 유행 초기부터 일부 의사들은 폐렴 환자들에게 스테로이드를 사용하기 시작하였습니다.

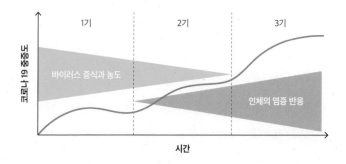

그러던 2020년 6월 중순쯤 영국 옥스퍼드대학의 임상시험에서 덱사메타손이 산소 치료가 필요한 코로나19 환자의 사망률을 줄이는 것으로 나타났다는 언론 보도가 나왔습니다. 덱사메타손이 인공호흡기 치료가 필요한 환자의 사망률을 36퍼센트 낮춘다는 내용이었습니다. 코로나19 유행이 시작되고 1년이 지난 2021년 1월까지도 코로나19 치료에 있어 덱사메타손은 사망률을 낮춘 유일한 약입니다. 하지만 덱사메타손도 코로나19 환자 모두에게 사용할 수 있는 약은 아닙니다. 코로나19에 감염된 후 덱사메타손을 너무 빨리 사용하면 면역을 억제하는 약물의 특성상 우리 몸이 바이러스와 싸울 수 있는 능력을 무력화하게 됩니다. 따라서 적어도 산소 치료가 필요한 환자들에게 사용하도록 권장하고 있습니다.

덱사메타손이 코로나19 사망률을 낮추는 효과가 알려지면서 덱사메타손과 비슷하게 우리 몸의 면역 반응을 조절하는 약물들의 임상시험이 코로나19 환자를 대상으로 이뤄지고 있습니다. 중증의 코로나19가 나타나는 환자들의 특징 중 하나가 전 염증성 사이토카인proinflammatory cytokines이 높다는 것입니다. 대표적인 물질이 인터류킨 1interleukin 1, IL-1과 인터류킨 6IL-6입니다. 따라서 이와 같은 염증 반응을 억제하면 중증 코로나19를 치료할 수 있을 것이라는 기대 때문에 IL-6 억제제와 IL-1 억제제를 치료제로 이용하고자 하는 임상시험이 있었습니다.

이 약들은 모두 류머티즘 관절염 치료제입니다. 이와 비슷한 염증 반응 치료제인 바리시티닙Baricitinib은 렘데시비르와 같이 사용하였을 때 산소 치료가 필요한 환자들의 회복 기간을 단축하는 효과가 확인되었습니다. 염증 반응 치료제 중 덱사메타손과 바리시티닙은 미국 FDA에서 코로나19 치료 약물로 승인되었습니다.

그러나 바리시티닙과 같은 약물은 덱사메타손보다 훨씬 비쌉니다. 아직까지는 이 약물이 코로나19 치료에 덱사메타손이 보여준 효과 이상의 무엇이 있는지는 잘 모르고 있기 때문에 이 약물의 사용을 권장하지는 않고 있습니다.

약물 없이 치료하는 방법

코로나19 치료제로 사용되고 있는 렘데시비르나 덱사메타손은 아직까지 중증 코로나19 환자에게 효과적인 치료제는 아닙니다. 중증 코로나19 환자의 대부분은 60세 이상이지만 간혹 50세 이하에서도 중증의 폐렴이 생길 수 있습니다. 중증의 폐렴을 앓게 되면 경우에 따라서는 인공호흡기 치료나 에크모로 알려진 체외막 산소 공급 치료를 받게 됩니다. 그러나 나빠진 폐 자체를 치료하는 것은 아니기 때문에 치료제는 아닙니다. 결국은 코로나19를 예방하는 것이 최선이며, 걸리더라도 약하게 앓고 지나갈 수 있도록 하는 것이 차선입니다.

예방을 위해서 가장 좋은 방법은 백신입니다. 그러나 우리 국민들 70퍼센트 이상이 백신을 맞을 수 있는 시기는 아직은 불확실합니다. 백신 공급이 차질 없이 잘될지, 접종 과정에서 발생하는 이상 반응은 백신 접종률에 어떤 영향을 미칠지 섣불리 예단할 수 없습니다. 게다가 100퍼센트 예방 가능한 백신은 없습니다. 이러한 점들은 백신에 대한 보완이 필요함을 이야기합니다.

다행히도 마스크는 백신에 대한 보완재 역할을 할 수 있습니다. 코로나19가 생기기 전까지 감염병을 예방하는 방법으로 효과가 입증된 것은 손 씻기가 유일했습니다. 마스크 착용의 불편함, 문화적인 거부감으로 인해 마스크 효과가 어떤지 잘 몰랐습니다. 그래서 코로나19 유행 초기에는 마스크 착용을 강제하지 않고 권장하기만 했습니다. 마스크에 대한 거부감이 심한 나라에서는 마스크 착용이 필요하지 않다고 이야기하기도 했습니다. 하지만 지금은 마스크를 착용하면 확실히 코로나19를 예방할 수 있음을 여러 연구들이 증명하고 있습니다. 더 나아가 이제는 마스크를 착용하면 몸 안으로 들어오는 바이러스의 양이 줄기 때문에 코로나19에 감염되더라도 중증의 코로나19가 발생하는 것도 줄일 것이라는 기대까지 나오고 있습니다. 마스크의 효과를 백신의 효과와 비슷하게 생각하는 것입니다. 세계 각지에서 전해지는 바이러스의 변이 소식은 코로나19가 사라지지 않고 오랜 기간 우리와 함께할 가능성이 높다는 것을 뜻합니다. 우리는 백신 접종을 받더라도 당분간은 마스크와 함께 지내야 할 것 같습니다.

항체 치료제나 혈장 치료제는 어떤 효과가 있는가?

코로나19가 신종 감염병이다 보니 이에 대항할 수 있는 효과적인 무기가 별로 없습니다. 바이러스에 대응할 수 있는 치료제 개발에는 많은 시간이 소요되기 때문에 신종 감염병이 나올 때마다 그 해결책으로 약방에 감초처럼 등장하는 것이 항체 치료, 혈장 치료입니다.

항체는 바이러스의 세포 침입을 차단하면서 동시에 자연살해세포라는 면역세포를 통해 세포 독성을 촉진하고 바이러스를 중화해주는 역할을 합니다. 항체가 있으면 바이러스 감염을 예방할 수 있기 때문에 항체를 몸 안에서 유도하는 방법인 예방 접종은 여러 감염병에서 그 효과를 입증하였습니다. 예방 접종이 항체를 유도하여 생성하는 능동적인 방법이라면, 항체 치료는 이미 만들어진 항체를 주입해서 질병을 치료하는 수동적인 개념입니다. 특정 감염병에 대한 항체는 이미 그 감염병에 걸린 사람의 혈장에 있습니다. 따라서 감염병에 걸린 후 회복된 사람으로부터 헌혈을 받는 것이 항체를 얻는 가장 쉬운 방법입니다. 따라서 회복기 혈장convalescent plasma

치료는 회복 환자의 혈액을 수혈하는 방식의 치료로, 코로나19 유행 초기부터 언급된 치료 방법입니다. 신종 감염병이 나타날 때마다 시도된 치료 방법이기도 합니다. 그러나 코로나19에 걸린 사람이라도 항체가 생기는 정도가 다양하기 때문에 회복기 혈장 치료는 급한 불을 끄기 위한 시도로 사용해볼 수 있지만, 장기적으로는 치료제로 사용하기 어렵습니다.

이러한 단점을 극복하기 위해 코로나19에서 회복된 환자로부터 대규모로 혈장을 수집하여 항체, 면역글로불린만을 정제하고 이러한 정제물을 농축하여 치료제로 만들기도 합니다. 우리나라의 GC녹십자에서 개발한 GC5131이란 이름의 제품이 대표적입니다. GC녹십자에서는 이를 '혈장분획 치료제hyper immunoglobulin'라고 이야기합니다. 병원에서는 보통 특이 면역글로불린이라고 이야기하는 약물입니다. 우리가 사용하는 대표적인 특이 면역글로불린이 B형 간염 면역글로불린입니다. B형 간염에 대한 항체가 없는 사람이 B형 간염에 노출된 후 예방을 목적으로 사용합니다. 이외에도 면역글로불린은 감염병 치료에 이용하는 경우도 있지만 대부분의 경우 항체가 없는 환자에게 노출 후 예방을 목적으로 사용하는 경우가 많습니다. 항체 치료제로 유명한 약은 우리나라의 셀트리온이 최근 식품의약품안전처로부터 조건부 허가를 받은 CT-P59입니다.

이런 종류의 항체 치료제를 좀 더 정확하게 표현하자면 단클론 항체 치료제라고 합니다. 앞에서 말씀드린 회복기 혈장이나 혈장분획 치료제에는 코로나19 환자로부터 얻어진 여러 종류의 항체가 들어 있기 때문에 다클론 항체라고 이야기할 수 있습니다. 단클론 항체는 여러 항체 중에 바이러스의 특정 항원에만 결합하도록 합성된 물질이라는 차이가 있습니다.

셀트리온에 앞서 미국의 리제네론과 릴리에서도 항체 치료제를 개발하여 2상 임상시험 결과를 발표하였습니다. 3상 임상시험을 통해 항체 치료제의 효과를 보여준 결과는 지금까지 없지만 리제네론과 릴리에서 발표한 자료를 보면 항체 치료제가 코로나19 치료제로서 효과적일지는 아직 미지수입니다. 리제네론의 연구에서 코로나19에 걸리고 난 후 항체가 생기기 전의 환자는 항체 치료제가 효과가 있을 수 있음을 보여주었습니다.

항체 치료제는 렘데시비르와 같은 항바이러스제보다는 대량 생산에 유리하기 때문에 치료제로서의 역할을 할 수 있기를 바랍니다. 하지만 현재까지의 결과는 항체 치료제가 코로나19 환자를 치료하는 개념으로 자리 잡을 가능성보다는 특이 면역글로불린과 비슷한 역할을 할 것으로 예상됩니다. 코로나19에 노출된 환자 중에서 중증 폐렴 가능성이 높은 환자들에게 예방법으로 사용되거나 감염된 환자에게 증상이 생겼다면 최대한 빠른 시간 안에 투여하는 것입니다.

그 밖에 개발 중인 치료제들

새로운 약물 개발에는 많은 시간이 소요됩니다. 따라서 약을 개발하는 것보다는 기존에 사용하던 약 중에서 코로나19 치료에 효과를 보이는 약물이 있는지에 관심이 모아지고 있습니다. 이러한 방법을 약물 재창출drug repurposing이라고 합니다. 말라리아 치료제인 하이드록시클로로퀸이나 에이즈 치료제인 칼레트라 모두 여기에 해당합니다. 코로나19 발생 초기에 이 두 약물은 코로나19 치료제로 효과가 있지 않을까 하는 관심을 모았고 여러 개의 임상시험이 있었습니다. 경구약이고 부작용이 큰 약물이 아니기 때문에 부담도 적었습니다. 그러나 여러 연구에서 코로나19 치료나 예방에 대한 효과가 없는 것으로 확인되었습니다.

반면 인터페론에 대한 관심은 유지되고 있습니다. WHO 주도의 연대시험에서 인터페론은 사망을 줄이는 데 효과를 보이지는 못했지만 아직은 코로나19 치료제로 사용될 수 있는 유력한 후보 물질 중 하나입니다. 소규모의 몇몇 임상시험에서 코로나19 환자에게 조기에 사용하였을 때 긍정적인 효과를 보이기도 했습니다. 인터페론은 우리 몸 안의 면역세포에서 만들어지는 단백질인데, 바이러스와 같은 외부 침입이 있으면 바이러스가 증식하는 것을 막는 면역 보조 역할을 합니다. 중증의 코로나19 환자에게는 인터페론 분비가 감소하는 것이 알려져 있기 때문에 이를 이용하려고 하는 시도가 계속되고 있습니다. 인터페론은 보통 주사제로 사용하는데 보다 간편하게 흡입용 치료제로 만들려는 시도가 진행 중입니다.

최근 들어 코로나19 바이러스의 복제를 억제하는 새로운 종류의 항바이러스제 임상시험이 주목받고 있습니다. 경구용 항바이러스제로 앞서가는 약물은 머크사의 몰누피라비르란 약물입니다. 앞서 소개한 렘데시비르와 유사하게 RNA 바이러스를 복제하는 효소에 작용하여 바이러스 증식을 억제합니다. 벌써 우리나라를 포함한 각국 정부에서 선구매 이야기가 나오고 있으니 유망한 약물인 것 같기는 하지만, 3상 임상시험에서 어느 정도의 효과를 보일지는 미지수입니다. 그 외에도 단백분해효소를 억제하는 항바이러스제도 주목받고 있습니다. 국내 제약 회사 주도의 코로나19 임상시험에서 만성 췌장염 치료제로 사용되었던 카모스타트(상품명: 호이스타정)란 약물이 바이러스의 세포 내 침입을 억제하는 단백분해효소 억제제 중 하나여서 여러 나라에서 임상시험이 진행되며 기대를 모으고 있습니다.

3부

⋮

코로나19 백신에 관한
흔한 질문들

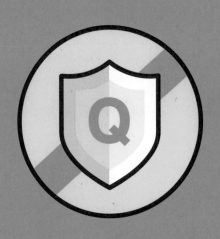

'백신 예방 효과 95퍼센트'는 무슨 뜻인가?

백신을 접종한 사람이 그러지 않은 사람에 비해 코로나19 바이러스에 감염될 확률이 95퍼센트 감소한다는 뜻입니다.

　인플루엔자 백신은 평균적으로 40~50퍼센트 예방 효과가 있다고 알려져 있습니다. 미국 FDA가 코로나19 백신에 대한 가이드라인을 제시할 때도 '50퍼센트 이상의 백신 효과가 요구된다'고 밝힌 바 있습니다. 그런데 화이자·바이오엔테크 백신은 FDA 가이드라인보다 훨씬 예방 효과가 높은 것으로 밝혀졌습니다.

　한 예로 기사[1] 한 꼭지를 살펴보겠습니다.

　『뉴잉글랜드 저널 오브 메디신』에 따르면, 임상시험 참가자 4만 3548명 중 2만 1720명은 화이자·바이오엔테크 코로나19 백신BNT162b2 주사(실험군)를 맞았고, 2만 1728명은 가짜 약 주

1　『The New England Journal of Medicine』, 「Safety and Efficacy of the BNT162b2 mRNA Covid-19 Vaccine」, 2020.12.31.

사(위약군, 대조군)를 맞았습니다. 물론 누가 어떤 주사를 맞았는지는 연구자도 시험 참가자도 모릅니다. 백신은 3주 간격으로 두 번 맞도록 되어 있었고, 두 번째 백신 접종을 하고 7일 후부터 증상이 있는 코로나19 확진자 발생을 조사하였습니다. 실험군에서는 8명이, 위약군에서는 162명이 코로나19 바이러스에 감염된 것으로 진단되었습니다. 확진자 비율은 백신군에서는 0.037퍼센트, 위약군에서는 0.74퍼센트였습니다. 해석해보면 원래 코로나19가 발생할 위험이 0.74퍼센트 있었는데 백신 주사를 맞은 후 0.037퍼센트로 줄어든 것입니다. 즉, 그 정도가 95퍼센트 예방 효과가 있다는 것입니다.

$$\text{백신 효율} \atop \text{(백신 예방 효과)} = \frac{(\text{대조군 감염자 비율} - \text{실험군 감염자 비율})}{\text{대조군 감염자 비율}} \times 100 \atop \text{(퍼센트)}$$

최근 나온 코로나19 백신의 예방 효과는 70퍼센트에서 95퍼센트로 다양하게 보고되었습니다. 인플루엔자 백신보다 예방 효과가 훨씬 높은 것이지요. 하지만 임상시험과 달리 실제 접종 상황에서는 결과가 다를 수 있습니다. 따라서 먼저 백신 접종이 시작된 영국이나 미국의 상황을 유심히 지켜볼 필요가 있습니다.

백신이 자연 감염보다 면역 효과가 더 좋은가?[2)]

자연 감염과 백신 모두 코로나19 재감염을 예방하는 효과가 있습니다. 코로나19 백신은 SARS-CoV-2 바이러스가 세포 안으로 들어가기 위해 세포에 달라붙을 때 세포 수용체 ACE2에 작용하는 부위, 즉 스파이크 단백질에 대해 우리 몸의 면역세포가 인식을 해서 항체를 만들거나 항원에 대해 기억을 하도록 유도하는 것입니다.

자연 감염이 일어나면 바이러스가 증식하면서 바이러스 항원에 대해 반응하여 B림프구에 의한 체액면역과 T림프구에 의한 세포면역 반응이 일어납니다. 바이러스에 대한 특이 항체를 생산하여 방어하는 기전이 체액면역이고, 세포면역은 T림프구 활성화로 생산되는 사이토카인에 의해 방어 기능이 생기거나 세포독성 T림프구에 의해 방어가 이뤄지게 됩니다.

백신은 질병과 관련된 항원(코로나19의 경우 스파이크 단백질)이나 병원체 자체를 이용하여 B림프구의 체액면역과 T림프구의 세포면역을 적절히 유도하여 자연 감염 시와 유사하게 방어

면역 상태와 면역 기억을 획득하도록 하는 것입니다.

코로나19 바이러스 자연 감염은 무증상인 경우도 상당히 많고, 발열, 기침, 인후통 등 감기 수준으로 경미하게 앓는 경우도 있습니다. 물론 아주 심해서 중증 폐렴이나 패혈증, 장기 기능 부전 등으로 인공호흡기, 에크모 치료 등을 받고 회복되는 경우도 있고, 최악의 경우에는 사망에 이르기도 합니다.

SARS-CoV-2 바이러스가 우리 몸에 들어왔을 때 우리 몸의 면역 반응은 때로는 과도하기도 하고 때로는 반응이 제대로 일어나지 않기도 합니다. 백신을 만들 때는 최적의 면역 반응이 일어나는 지점을 찾는다고 합니다. 바이러스의 양도 자연 감염에서는 천차만별이지만 백신에서는 임상시험을 통해 최적의 용량을 찾아갑니다.

코로나19의 자연 감염이 더 나은 면역 반응을 유도할지 백신이 더 나을지는 아직 모른다고 합니다. 전문가에 따라서는 백신이 더 나은 면역 반응을 유도할 것이라고도 합니다. 일부 코로나19 감염자에게 항체가 검출되지 않는 경우도 있는 것을 보면, 코로나19로 치료받은 적이 있는 경우도 부스터 백신 개념으로 백신 접종을 하는 것이 꼭 필요하다고 합니다.

---

2   CBC News, 「COVID-19 infection vs. vaccination: Which is better for immunity?」, 2021.1.9.

코로나19 백신은 노인에게도 효과가 있는가?[3][4][5][6]

화이자·바이오엔테크 백신의 경우 예방 효과가 95퍼센트인 것으로 발표되었는데, 65세 이상 노인의 경우와 16~64세 성인의 경우에서 백신 예방 효과의 차이가 없었습니다. 75세 이상 노인에게는 백신 예방 효과가 100퍼센트인 것으로 나타났습니다.

모더나 백신의 경우 전체적인 예방 효과는 94.1퍼센트였고, 65세 이상 노인의 경우에도 86.4퍼센트 예방 효과가 있는 것으로 보고하였습니다.

옥스퍼드·아스트라제네카 백신의 3상 임상시험에서 예방 효과는 70.4퍼센트로 보고되었습니다. 그런데 이 연구에는 노인인구의 참여가 많지 않아(7.4퍼센트) 영국 의약품건강관리제품규제청MHRA은 이 백신의 긴급사용을 승인하면서 '65세 이상 노인의 경우는 효과와 안전성에 대해서 데이터가 부족하다'고 명시하였습니다. 즉, 노인인구 집단에서 효과를 보는 임상시험 데이터가 요구되는 상황입니다.

코로나19 백신이 노인에게 효과가 있느냐가 특히 관심을 끄는 이유는 코로나19 질병의 특징 때문입니다. 우리나라를 포함하여 전 세계적으로 코로나19 감염 후 중증으로 발전하거나 사망에 이르는 대부분의 경우가 70세 이상 노인입니다.

2021년 1월 22일 현재 우리나라의 연령대별 코로나19 치명률을 보면 80세 이상에서는 20.2퍼센트, 70대는 6.3퍼센트, 60대는 1.3퍼센트 순입니다. 나이가 아주 중요한 위험 요소라는 것을 알 수 있습니다. 총사망자 1328명 중 60세 미만은 56명(4.2퍼센트)밖에 되지 않습니다. 그래서 많은 나라에서 백신 우선순위를 정할 때 노인을 최우선 접종 대상으로 삼고 있습니다.

노인에게 백신을 우선 접종해야 하기 때문에 노인에 대한 백신의 효과와 안전성 데이터는 아주 중요합니다. 최근 뉴스를 보면 미국과 유럽 국가들에서 백신 접종을 시작하면서 요양시설에 있는 노인 환자들이 사망하는 등 부작용 사례가 보고되고 있습니다. 결과적으로 이는 백신이 아닌 다른 요인에 의한 사망으로 밝혀졌습니다. 다만 수명이 얼마 남지 않은 고령자에게는 백신 접종이 사망을 앞당길 수 있으므로 접종 여부를 신중하게 결정해야 할 것입니다.

옥스퍼드·아스트라제네카 백신의 경우, 유럽의약품청EMA에서는 성인 모두 접종을 승인하였으나 65세 이상 성인에 대

해 접종을 보류한 나라들이 많습니다. 우리나라 질병관리청
도 65세 이상 노인에 대한 접종을 보류하는 결정을 최근 하였
습니다. 3월 말경 미국과 영국에서의 임상시험 결과가 나오면
노인에게 접종이 확대될 전망입니다.

최근 1차 접종을 시행한 영국 스코틀랜드 주민들의 백신
효과를 분석한 결과, 옥스퍼드·아스트라제네카 백신과 화이
자·바이오엔테크 백신 모두 입원 위험을 각각 94퍼센트, 85퍼
센트 낮추었다고 합니다. 65세 이상 고령층에서도 입원 위험
을 약 80퍼센트 감소시켰다는 고무적인 발표가 있었습니다.

---

3 『The New England Journal of Medicine』, 「Safety and Efficacy of the
   BNT162b2 mRNA Covid-19 Vaccine」, 2020.12.31.

4 『The New England Journal of Medicine』, 「Efficacy and Safety of the
   mRNA-1273 SARS-CoV-2 Vaccine」, 2020.12.30.

5 『The Lancet』, 「Safety and efficacy of the ChAdOx1 nCoV-19 vaccine
   (AZD1222) against SARS-CoV-2: an interim analysis of four randomised
   controlled trials in Brazil, South Africa, and the UK」, 2020.12.8.

6 UK Government, 「Information for Healthcare Professionals on COVID-19
   Vaccine AstraZeneca」, 2021.1.7.

얼마나 오래 효과가 지속될까?

코로나19 백신이 장기적인 보호 효과가 있을지는 아직 모릅니다.

긴급사용 승인을 받은 화이자·바이오엔테크 백신, 모더나 백신, 옥스퍼드·아스트라제네카 백신 모두 2개월 정도의 백신 효과를 보여주는 데 그쳤고, 장기간의 효과와 안전성을 보기 위한 3상 임상시험은 지금도 진행 중입니다. 2020년 4~5월부터 임상시험이 시작되었기 때문에 1~2년 동안의 효과나 안전성 결과는 조금 더 기다려야 알 수 있습니다.

사실 자연면역도 현재 면역 효과가 얼마나 지속되는지 잘 모릅니다. 6개월 이상은 될 것이라고도 하고 그 이하일 거라고도 합니다.

그래서 집단면역을 유도하여 코로나19 바이러스가 퍼지는 걸 차단하려면 적어도 60~70퍼센트의 사람이 일제히 자연면역 또는 백신 유도 면역 상태를 달성하는 게 필요합니다.

백신 공급의 문제나 백신에 대한 거부감 등으로 면역 유도가 지연된다면 먼저 백신을 맞은 사람의 면역이 없어질 수도 있습니다. 그렇게 되면 집단면역을 유도하기 위한 70퍼센트 정도의 사람이 면역을 갖는 상황이 늦어지거나 만들어지지 않을 수도 있습니다.

접종하면 위험한
사람도 있을까?[7)]

미국 질병통제예방센터CDC는 화이자·바이오엔테크 백신과 모더나 백신의 긴급사용을 승인하면서 아래와 같은 금기증을 제시하였습니다.

1. mRNA 코로나19 백신을 투여한 후 심각한 알레르기 반응 (예: 아나필락시스)을 보인 경우
2. mRNA 코로나19 백신 또는 그 구성 요소인 폴리에틸렌글리콜PEG 등에 대한 즉각적인 알레르기 반응을 일으킨 경우
3. 폴리소브산에 대한 즉각적인 알레르기 반응을 일으킨 경우 (백신 성분 PEG와 교차 반응 과민성을 보일 위험 있음)

코로나19 백신은 현재 mRNA 백신이나 아데노바이러스 벡터 백신으로 개발되었습니다. 인플루엔자 백신과는 전혀 다릅니다. 그렇기 때문에 고작 수만 명에게 임상시험을 한 결과가 백신의 안전성을 다 입증했다고 보기는 어렵습니다.

화이자·바이오엔테크 백신도 3상 임상시험 동안에는 아나필락시스가 발생하지 않았지만, 막상 긴급사용 승인 후 미국에서만 21명(총접종자 189만여 명)의 사례가 보고되었습니다. 우리 정부가 다른 나라의 백신 접종 경험을 지켜보면서 참고해야 한다고 말한 것이 이해가 되는 측면이 있습니다. 최근 추가 연구를 통해 mRNA 백신을 만드는 과정에서 RNA를 싸서 보호하고 무사히 세포 안으로 주입하기 위해 사용하는 지질나노입자의 성분 폴리에틸렌글리콜이 알레르기의 원인으로 지목되고 있습니다.

평소 백신과 관련된 알레르기가 아닌 약물이나 음식, 곤충 알레르기 같은 게 있는 사람은 코로나19 백신 접종을 할 수 있습니다. 다만 심한 알레르기 반응의 가능성이 없지 않으니 접종 후 15~30분 정도 관찰이 필요합니다. 만일 1차 접종에서 심한 알레르기 반응을 보인다면, 2차 접종은 할 수 없습니다.

<hr />

7   CDC, 「Interim Clinical Considerations for Use of mRNA COVID-19 Vaccines Currently Authorized in the United States」, 2021.1.6.

영유아나 소아·청소년은
왜 접종 대상에서 빠졌을까?

2021년 초 전 세계적으로 사용한 백신들은 어린이·청소년을 대상으로는 임상시험을 하지 않은 상태였습니다. 화이자·바이오엔테크 백신은 16세 이상, 옥스퍼드·아스트라제네카 백신과 모더나 백신은 모두 18세 이상에서 사용 승인이 된 상태였습니다.

3분기가 시작된 지금은 상황이 달라졌습니다. 화이자·바이오엔테크 백신은 12~15세 청소년의 백신 접종 후 면역 반응이 16~25세와 유사함을 인정받아 미국과 유럽, 그리고 영국에서 12세 이상 청소년에게 사용하도록 승인받았습니다. 모더나 백신도 12~17세 소아·청소년에게 같은 연구를 시행하였고, 성인과 유사한 면역 반응을 확인하였습니다. 조만간 사용 승인이 날 것으로 보입니다.

우리나라에서는 아직 소아·청소년의 백신 사용이 승인되지 않았습니다. 화이자·바이오엔테크 백신은 현재로서는 16세 이상에만 접종 허가가 난 상태입니다.

임신이나 수유 중에 맞아도 될까?[8) 9) 10)]

가능하지만 고려할 것이 있습니다.

영국의 예방접종면역공동위원회JCVI는 코로나19 백신과 관련하여 알려진 위험은 없다고 발표하였습니다. 지금 개발하여 사용하는 코로나19 백신은 세포 안에서 복제할 수 없기 때문에 임신부나 태아에게 감염을 일으킬 수 없다고 합니다.

개발 초기의 동물 연구에서 태아나 분만 또는 산후 신생아에 대한 직간접적인 해로운 영향이 나타나지는 않았습니다. 물론 동물 연구에서 안전하다고 사람에게도 안전하다고 단정할 수는 없습니다.

임신부에 대한 안전성 자료가 부족하기 때문에 백신을 임신부에게 일상적으로 권유할 수는 없습니다. 관찰 연구에서 임신부는 비임신 여성에 비해 코로나19로 인한 중증 질환으로 발전하거나 사망에 이를 위험이 높은 것으로 나타났습니다. 또한 코로나19에 감염된 임신부는 조산 위험이 많아집니다. 코로나19 감염 확률이 높은 지역에 사는 임신부에게 감염을 예방하여 얻는 이득이 백신 때문에 생길 수도 있는 위험보다 더 크다고 판단할 때 접종하는 것이 좋겠습니다.

미국산부인과의사협회ACOG는 임신부의 경우 직업에 따라 백신 접종의 최우선 대상이 될 가능성이 높기 때문에 백신 접종 여부를 의사와 긴밀히 상의해야 하고, 최종 선택은 임신부 본인이 할 수 있도록 해야 한다고 했습니다.

모유 수유와 관련하여서도 코로나19 백신이 젖을 통해 배출되는지 알려져 있지 않습니다. 영국의 예방접종면역공동위원회의 권고에 따르면, 코로나19 백신 접종 전에 임신 여부를 확인할 필요는 없으며, 백신 접종을 했다고 해서 임신을 피할 필요는 없습니다. 임신 초기에 백신 접종을 했다고 해서 임신 중절을 할 이유는 없다고 합니다. 우리나라 식품의약품안전처는 임신부나 수유부에게는 유익성이 위험성을 상회할 경우 접종 가능하나, 임신 기간 중 접종을 권장하지는 않는다고 발표하였습니다.

8   UK Government, 「Joint Committee on Vaccination and Immunisation: advice on priority groups for COVID-19 vaccination, 30 December 2020」, 2021.1.6.
9   CDC, 「Vaccination Considerations for People who are Pregnant or Breastfeeding」 2021.1.7.
10 ACOG, 「COVID-19 Vaccines and Pregnancy」

백신 종류를 선택할 수 있을까?

2021년 6월 기준 우리나라에서는 옥스퍼드·아스트라제네카 백신, 화이자·바이오엔테크 백신이 주를 이루고 있고, 모더나 백신과 얀센 백신이 소량 도입되어 사용 중입니다. 옥스퍼드·아스트라제네카 백신은 도입 초기부터 전 세계적으로 혈전증 이슈가 제기되면서 많은 혼란을 일으켰습니다. 처음에는 65세 이상 노인에게 접종을 금지했다가 혈소판 감소성 혈전증이 젊은 여성을 중심으로 발생한다는 것이 알려지면서 반대로 젊은 층에 접종하지 않는 것으로 바뀌게 되었습니다.

우리나라도 국제적인 흐름과 2분기 가용한 백신의 수급 상황을 보면서 75세 이상에게는 화이자·바이오엔테크 백신을, 60~74세에게는 옥스퍼드·아스트라제네카 백신을 접종하기로 결정하였습니다. 한미 정상회담 후 도입이 결정된 얀센 백신은 30세 이상 예비군과 민방위 대원, 국방·외교 관련자 등에게 접종하기로 하였습니다.

7월부터 시작하는 3분기 접종은 50대, 40대, 30대, 20대 순으로 진행될 예정입니다. mRNA 백신인 화이자·바이오엔테크 백신과 모더나 백신, 바이러스 전달체 방식의 옥스퍼드·아스트라제네카 백신과 얀센 백신, 그리고 합성항원 방식의 노바백스 백신이 사용될 것으로 보입니다.

최근 발표된 바에 따르면, 50대는 모더나 백신을 맞을 것으로 보입니다.

2021년 백신 도입 현황 및 계획 (21.6.4. 기준)

백신 종류		도입 확정	도입 완료	도입 계획		
				6월	3분기	4분기
합계(누적)		19,300만	1,495만	1,940만	약 1억	약 1.9억
계		19,300만	19,300만	445만		
코백스 (COVAX)	아스트라제네카	2,000만	126.7만	83.5만	약 8,000만	약 9,000만
	화이자		41.4만	–		
아스트라제네카		2,000만	881.4만 (6월 4일, 87.7만)	–		
화이자		6,600만	440.2만	260만		
모더나		4,000만	5.5만	(265.5만, 협의 중)		
노바백스		4,000만	–			
얀센		700만	–	101.3만		

상황에 따라 공급량 및 시기가 변동 될 수 있음

사람마다 최적의 백신이
따로 있을까?

코로나19 백신을 만드는 방법은 여러 가지입니다. mRNA 백신과 바이러스 벡터 백신이 대표적인데, DNA 백신, 바이러스 유사입자 백신, 재조합 단백질 백신, 비활성화 바이러스 백신 등이 있습니다. 이미 다양한 종류의 백신이 개발되었고, 새로운 백신이 나올 예정입니다. mRNA 백신으로는 화이자·바이오엔테크 백신과 모더나 백신이 나왔고, 바이러스 벡터 백신으로 옥스퍼드·아스트라제네카 백신이 나와 있습니다.

백신을 직접 비교하는 연구가 없기 때문에 쉽게 말하기는 어렵지만 예방 효과 면에서는 mRNA 백신이 더 우수한 것으로 보입니다. 아직 효과나 안전성 면에서 백신별로 비교하기는 이른 상황입니다. 백신 접종이 대규모로 이뤄지고 시간이 충분히 지나가는 2021년 여름 정도 되면 많은 정보를 얻을 수 있을 것입니다. 그래서 많은 나라가 특정 백신을 더 선호하기보다는 백신이 준비되는 대로 접종 우선순위에 맞게 놔주는 정책 방향을 가지고 있는 것으로 보입니다.

백신은 과학적인 것이지만, 백신 접종은 사회학적인 요소가 많습니다. 일단 백신은 특정 회사만이 개발할 능력을 가지고 있습니다. 따라서 국가적으로는 백신을 쉽게 도입할 수 있는 경제력이 있는 나라와 그렇지 않은 나라로 구분이 됩니다. WHO 등이 저개발국에서도 백신 접종이 원활하게 이뤄지도록 하기 위해 코백스 퍼실리티 프로그램을 운영하는 이유는 바로 이 때문입니다.

백신마다 보관, 유통, 접종 방법이 모두 다르기 때문에 백신 접종을 정확히 할 수 있는 인력이나 시설의 확보 또한 매우 중요한 상황입니다. 마지막으로 백신에 대한 음모론, 부정적 시각, 다양한 거짓 정보 등에 의해 백신 접종을 희망하지 않는 국민이 많이 있습니다. 정부가 어떻게 국민을 설득하고 행정력을 동원해서 효율적으로 백신 접종을 이뤄내느냐 하는 것도 집단면역을 형성하고 코로나 팬데믹에서 탈출하는 데 관건이 됩니다.

따라서 나에게 최선의 백신이 무엇인가를 생각하기에 앞서 일단 백신을 맞겠다는 마음가짐과 실천이 더 중요할 수 있습니다. 백신은 나를 보호하기 위한 것이기도 하지만, 나의 가족과 전 세계 시민을 보호하기 위한 실천이기도 합니다. 그런 점에서 백신 접종에 적극 협조하는 시민을 존중하는 캠페인도 필요합니다.

**1·2차 접종을 서로
다른 백신으로 해도 될까?**[11) 12)]

그동안 우리나라에서는 1차와 2차 접종을 서로 다른 종류의
백신으로 하는 것을 권장하지 않았지만, 2021년 7월 이후부
터는 옥스퍼드·아스트라제네카 백신으로 1차 접종을 받은
일부 대상자에 한하여 2차 접종을 화이자·바이오엔테크 백
신으로 교차 접종하는 것을 허용하게 되었습니다.

1차와 2차 접종을 서로 다른 종류의 백신으로 교차 접종
하려는 시도는 유럽에서 시작되었습니다. 유럽의 많은 나라들
은 코로나19 팬데믹이 심각한 수준인데, 유일한 희망인 백신
의 공급은 미국에 비해 부족한 상황이었습니다. 더군다나 유
럽에서 많이 사용한 옥스퍼드·아스트라제네카 백신이 드물
지만 중증 이상 반응인 혈소판 감소성 혈전증을 일으키는 것
으로 알려지면서 여러 나라들이 옥스퍼드·아스트라제네카
백신의 접종 연령을 40~60세 이상으로 제한하였습니다. 따
라서 1차로 옥스퍼드·아스트라제네카 백신을 맞은 사람들에
게 대안 백신이 필요하였는데, 화이자·바이오엔테크 백신이

이 된 것입니다. 즉, 교차 접종은 어쩔 수 없이 시작된 것입니다. 이에 대한 영국, 스페인, 독일에서 발표된 안전성과 항체 생성 정도는 충분히 사용 가능한 범위인 것으로 보입니다. 다만 아직까지는 교차 접종에 대한 연구 결과가 대규모 자료를 바탕으로 제시되지는 않았기 때문에 교차 접종을 허용하는 의미일 뿐, 적극 권고하기는 어려워 보입니다.

우리나라도 2021년 7월부터 보건 의료인 등 일부 대상자를 중심으로 교차 접종을 허용하는데, 이는 옥스퍼드·아스트라제네카 백신 공급이 부족하기 때문입니다. 이 기간에 옥스퍼드·아스트라제네카 백신으로 2차 접종을 해야 하는 사람들에게 접종을 미룰 것인지, 아니면 다른 백신으로라도 맞게 하는 것이 좋을지 고심 끝에 내린 결정입니다. 교차 접종을 권고하는 것은 아닌 교차 접종도 받을 수 있으니 접종자 개인이 선택하라는 설명은 받아들이기 어려울 수 있습니다. 그러나 변이 바이러스의 확산마저 우려되는 상황을 슬기롭게 헤쳐나가기 위해서는 차선의 선택이 필요할 수 있습니다.

11 Public Health England, 「COVID-19 vaccination programme」, 2021.1.11.

12 CDC, 「Interim Clinical Considerations for Use of mRNA COVID-19 Vaccines Currently Authorized in the United States」, 2021.1.6.

2회 접종 백신을
한 번만 맞아도 될까?[13) 14) 15) 16)]

두 번을 맞아야 충분한 백신 예방 효과를 기대할 수 있습니다. 첫 번째 백신을 통해 얻어지는 면역 효과는 크지 않을 수 있습니다. 그래서 1차 접종을 하고 3~4주 후의 2차 접종을 통해 면역 반응을 최대한 증폭하는 것입니다 booster immunization.

화이자·바이오엔테크 백신의 예방 효과가 95퍼센트라고 하는 것은 2회 접종을 완료한 경우에 해당합니다. 3상 임상시험에서 1차 접종 후 3주 간격으로 2차 접종을 하도록 하였는데, 그 사이에 코로나19 감염이 확인된 경우는 백신군에서 39명, 위약군에서 82명으로 조사되었습니다. 예방 효과가 52퍼센트인 것입니다. 1차 접종만 완료한 경우의 효과를 분석해보면 82퍼센트라고 합니다. 2회 접종을 완료한 경우보다 낮다는 것은 확실합니다. 당연히 1회 접종만으로 백신 예방 효과가 얼마나 지속될지도 알 수 없습니다.

모더나 백신도 2회 접종을 완료한 경우 94.1퍼센트 예방 효과가 있지만, 1차 접종과 2차 접종 사이의 예방 효과를 보면

52퍼센트라고 합니다. 옥스퍼드·아스트라제네카 백신은 2회 접종 후 효과는 70.4퍼센트이고, 1회 접종 후 효과는 64.1퍼센트로 감소하는 것을 알 수 있습니다.

결론적으로 백신 접종이 시작되면 어떤 백신을 맞았는지, 그리고 2차 접종을 언제 해야 하는지 꼭 기억해두어야 합니다.

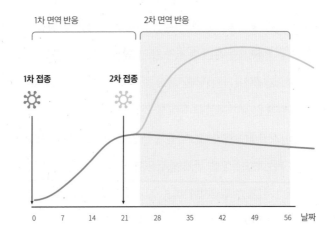

1차 면역 반응   2차 면역 반응

1차 접종   2차 접종

0   7   14   21   28   35   42   49   56   날짜

13 『The New England Journal of Medicine』, 「Safety and Efficacy of the BNT162b2 mRNA Covid-19 Vaccine」, 2020.12.31.

14 『The New England Journal of Medicine』, 「Efficacy and Safety of the mRNA-1273 SARS-CoV-2 Vaccine」, 2020.12.30.

15 『The Lancet』, 「Safety and efficacy of the ChAdOx1 nCoV-19 vaccine (AZD1222) against SARS-CoV-2: an interim analysis of four randomised controlled trials in Brazil, South Africa, and the UK」, 2020.12.8.

16 Sputnik, 「General Information」

접종 간격에 따라
효과가 다를까?

처음에 화이자·바이오엔테크 백신은 3주, 모더나 백신은 4주 간격으로 2회 접종하는 것이 추천되었습니다. 옥스퍼드·아스트라제네카 백신도 4주 간격으로 2회 접종하는 것으로 개발되었습니다.

그런데 영국 정부는 초기 백신 공급 물량이 충분하지 않자 고육지책으로 더 많은 국민에게 혜택이 가도록 하기 위해서 옥스퍼드·아스트라제네카 백신 접종 간격을 4~12주로 늘리겠다고 발표했습니다. 이에 대해 많은 전문가들이 우려를 표시했습니다. 그런데 얼마 지나지 않아 접종 간격을 늘리는 것이 더 이로울 것이라는 근거가 제시되었습니다. 옥스퍼드·아스트라제네카 백신의 경우 접종 간격이 6주 이내일 때는 예방 효과가 55.1퍼센트였는데, 12주 이상일 때는 81.3퍼센트로 증가하였던 것입니다. 항체 생성도 접종 간격이 12주로 늘어날 때 더 높은 수치를 보여주고 있습니다. 아직까지는 그 이유를 정확히 모릅니다. 아마도 바이러스 벡터에 의한 간섭 현상이 접종 간격이 길어질수록 항체 생성에 유리하지 않을까 추정하고 있습니다. 이에 따라서 우리나라 질병관리청에서는 옥스퍼드·아스트라제네카 백신의 접종 간격을 기존 4~12주에서 8~12주 사이에 접종하도록 변경했습니다.

임상시험과 실제 접종에서 접종 간격을 달리하는 것은 보통의 약물에서는 보기 어려운 일입니다. 코로나19 팬데믹 상황에서 임상시험이 일정대로 수행되지 못한 점이 한몫을 했습니다. 연구 설계 단계에서 3주 또는 4주 간격으로 2회 접종을 하기로 했으나 그 기간을 지키지 못하고 나중에 2차 접종을 시행해보니, 면역 반응이나 백신 예방 효과 면에서 더 우수한 것으로 밝혀진 것입니다. 물론 백신 공급이 원활하지 않은 점도 현실적인 이유가 되었습니다.

우리나라는 현재 화이자·바이오엔테크 백신의 접종 간격을 3주로 고수하고 있지만, 백신 물량이 부족한 나라에서는 1차 접종이 좀 더 많은 사람에게 이뤄지도록 정책을 쓰는 것이 필요해 보입니다. 현재 사용하는 백신은 모두 1회 접종만으로도 사망 위험을 80퍼센트 이상 감소시킨다는 연구 결과가 있기 때문입니다. 2회 접종을 모두 완료한 국민이 전체의 25퍼센트인 것보다는 50퍼센트의 국민이 1회 접종을 한 것이 코로나19의 피해를 최소화하고 변이 바이러스의 출현을 막는 데 더 효과적일 것이라고 전문가들은 말하고 있습니다.

변이 바이러스에도
효과가 있을까?[17)

바이러스는 워낙 유전자의 변이가 많이 일어납니다. 코로나19를 유발하는 SARS-CoV-2 바이러스도 계속해서 변이가 발견되고 있습니다. 최근 영국이나 남아프리카공화국, 인도 등지에서 발견된 변이 바이러스는 전파력이 70퍼센트 이상 높다고 하여 전 세계가 긴장하고 있습니다. 아직 변이 바이러스가 더 중증의 코로나19로 발전한다는 확실한 증거는 없지만, 코로나19 환자가 많아진다면 치료를 담당하는 의료기관에는 큰 부담이 될 것이며 중증 환자도 늘어날 수밖에 없습니다.

가장 큰 문제는 이 변이 바이러스에 대해 기존에 개발된 코로나19 백신이 효과가 있을지 여부입니다. 남아프리카공화국에서 유행하는 베타 변이 바이러스에 대해서는 백신 접종 후 생성된 항체가 바이러스를 무력화할 수 있는 중화 능력이 감소하며 임상시험에서의 백신 예방 효능도 감소하는 것으로 나타났지만, 현재까지는 mRNA 백신이나 바이러스 벡터 백신 모두 변이 바이러스에도 예방 효과가 있을 것으로 보고 있습니다. 따라서 변이 바이러스에 더 효과가 좋은 백신을 기다리기 위해 접종을 미룰 필요는 없습니다. 중증 질환으로 발전할 가능성을 낮출 수 있는 백신이라면 예방 효과가 떨어지더라도 접종을 받는 것이 더 이득이기 때문입니다. 지금까지 발표된 화이자·바이오엔테크, 모더나, 옥스퍼드·아스트라제네카 백신 모두 중증 코로나19 발생을 매우 효과적으로 줄이는 것으로 알려져 있습니다. 최근 영국 정부는 코로나19 백신을 한 차례만 맞아도 보였던 예방 효과가 변이 바이러스에는 두 차례를 맞아야 충분한 예방 효과를 보일 수 있다는 자료를 발표한 바 있습니다. 결국 변이 바이러스와의 싸움도 두 차례의 백신 접종을 얼마나 제대로 받을 수 있을지, 그리고 전 국민의 2차 접종률을 얼마나 높일 수 있을지가 관건일 것으로 보입니다.

우리나라에서만 백신 접종률이 높다고 변이 바이러스의 문제로부터 자유로울 수는 없습니다. 변이 바이러스는 코로나19 환자가 많이 발생한 나라를 중심으로 계속 생겨나고 있으며 곧바로 전 세계로 확산되고 있기 때문입니다. 결국 인류가 코로나19 백신 접종을 어느 정도 받기까지는 계속 문제가 될 것입니다.

---

17 CDC, 「New COVID-19 Variants」, 2021.1.9.

매년 맞아야 할까?

현재까지의 답은 '잘 모른다'입니다. 두 가지 중요한 이슈가 있습니다. 첫째, 백신의 효과가 얼마나 지속될 것인가, 둘째, 코로나19 바이러스가 얼마나 빨리 변이 바이러스를 만들어낼 것인가입니다.

첫 번째, 백신의 효과가 6개월 이상 지속되는지는 시간이 지나봐야 알 수 있는 문제입니다. 백신에 의해 만들어진 항체는 서서히 역가가 감소하기 때문에 어느 수준 아래로 떨어지면 바이러스에 대한 예방 효과가 불충분해질 것이라고 생각할 수 있습니다.

두 번째, 전문가들은 대체로 코로나19 바이러스는 인플루엔자 바이러스처럼 그렇게 빠르게 변이가 생기지는 않을 것으로 예측했습니다. 그런데 올해 4월 갑자기 화이자 최고경영자 앨버트 불라와 바이오엔테크 회사의 우구르 사힌은 말을 바꾸었습니다. "화이자·바이오엔테크 백신을 2회 접종까지 마친 후 12개월 안에 세 번째 접종(부스터 접종)이 필요할 수 있다"

고 한 것입니다. 처음에 화이자·바이오엔테크 백신 접종 후 6 개월까지도 91퍼센트의 예방 효과가 있고 중증 코로나19는 95퍼센트 예방할 수 있다고 발표한 것과 배치되는 이야기였습니다. 전문가들 사이에서 반론이 제기됐고, 전 세계의 백신 접종률이 10퍼센트도 이뤄지지 않은 시점에서 미국이나 영국, 유럽의 국가들이 부스터 접종을 위한 백신 비축에 나서면서 빈축을 사기도 하였습니다.

돌파 감염breakthrough infections이라는 이슈도 새롭게 등장하였습니다. 어느 백신이건 2회 접종을 마치고 14일이 경과하면 백신 접종을 완료했다고 보고 있습니다. 그런데 이 기간 이후 코로나19에 감염되는 사례가 보고되기 시작한 것입니다.

부스터 백신을 어떤 것으로 맞을지에 대해서도 아직 결정된 바가 없습니다. 화이자·바이오엔테크 백신에서는 같은 백신을 한 번 더 맞는 것을 구상하고 있으며, 모더나 백신의 경우 기존의 백신을 한 번 더 맞는 것과 남아프리카공화국에서 유행한 변이 바이러스에 대한 백신을 새로 만들어서 맞는 것, 그리고 이 두 가지를 함께 맞는 것도 구상 중이라고 합니다.

영국에서는 5월 Cov-Boost study란 이름의 부스터 백신 임상시험을 시작했습니다. 2차 접종까지 완료한 사람을 대상으로 10~12주 후 부스터 접종을 하는 연구를 계획하였는데, 기존에 나와 있는 모든 백신을 활용하는 안이라고 합니다.

반려동물도
맞을 수 있을까?[18) 19)]

코로나19의 정확한 발병 원인은 아직 확인되지 않았지만, 동물들이 코로나19를 유발하는 SARS-CoV-2 바이러스를 사람에게 전파하는 데 중요한 역할을 한다는 증거는 없습니다. 반면 이론적으로는 사람이 동물에게 퍼뜨릴 가능성은 생각해 볼 수 있습니다. 세계동물보건기구에 따르면, 개와 고양이, 밍크, 사자, 퓨마, 고릴라 등이 코로나19에 감염되었다고 합니다.

따라서 코로나19 감염으로 의심되거나 확인된 사람은 애완동물, 가축 및 야생동물을 포함한 동물과의 접촉을 피해야 한다고 미국 질병통제예방센터는 말하고 있습니다. 물론 얼마나 많은 동물들이 코로나19에 걸려 있는지 알지 못합니다. 러시아에서는 동물(밍크나 고양이)을 위한 백신 임상시험을 하고 있으며, 미국의 동물 약품 회사 조에티스Zoetis 역시 동물 백신을 연구하고 있다고 합니다.

....

18 CDC, 「COVID-19 and Animals」, 2021.1.6.
19 『Science Magazine』, 「Do we need a COVID-19 Vaccine for pets?」, 2020.12.18.

완치자도 백신을 맞아야 할까? [20) 21)]

코로나19에 한번 걸리면 영원히 면역이 생길 것으로 생각할 수 있습니다. 그렇다면 당연히 백신을 맞을 필요가 없지요. 하지만 코로나19 감염 후 사람에 따라 면역 반응이 다르게 나타날 수 있습니다. 면역 반응이 약하거나 중화항체가 오래가지 않고 사라질 가능성이 있습니다.

코로나19 재감염 이슈도 아직 모르는 영역입니다. 2020년 4월 우리나라에서 코로나19 격리 해제 후 163명이 다시 양성으로 판정되어 재감염 이슈가 제기된 적이 있습니다. 당시 격리 해제자의 2.1퍼센트에 해당하는 숫자였으니 다들 심각하게 생각하지 않을 수 없었습니다. 하지만 이는 RT-PCR 유전자 검사가 1개월 후까지도 양성으로 나올 수 있는 것 때문에 생긴 일이었고 재감염은 아닌 것으로 확인되었습니다. 즉, 세계적으로 재감염 사례가 간간이 보고되고 있지만 흔한 일은 아닙니다.

캘리포니아 샌디에이고대학의 제니퍼 댄Jennifer Dan 등이 코로나19 감염 후 6개월 이상 경과한 환자 43명의 혈액을 연구한 결과, 스파이크 단백질에 대한 IgG 항체가 감소하지 않고 유지되었다고 합니다. 스파이크 단백질 특이 메모리 B세포는 1개월째보다 6개월째 더 많게 측정되었는데, 코로나19 바이러스 특이 T세포는 3~5개월을 반감기로 감소하였습니다. 전체적으로 코로나19 진단 후 5~8개월은 95퍼센트의 환자가 면역 기억을 유지하는 것으로 볼 수 있습니다.

코로나19 바이러스에 재감염된 사례도 처음 감염 후 90일 이전에는 드물다는 보고가 있습니다. 따라서 미국 질병통제예방센터는 과거 코로나19의 감염 여부에 관계없이 코로나19 백신 접종을 권고하고 있습니다. 물론 현재 코로나19에 감염되어 치료 또는 격리 중에 있는 경우는 백신 접종을 기다려야 합니다.

20 『Science Magazine』, 「More people are getting COVID-19 twice, suggesting immunity wanes quickly in some」, 2020.11.18.

21 『Science Magazine』, 「Immunological memory to SARS-CoV-2 assessed for up to 8 months after infection」, 2021.1.6.

백신을 맞으면 코로나 검사에서
양성으로 나오는가?[22)]

백신 접종이 코로나 검사 양성을 유발하지는 않습니다. 그리고 백신 자체로 코로나19에 걸리는 일은 없습니다.

현재 개발되어 사용하는 mRNA 백신이나 아데노바이러스 벡터 백신 모두 코로나바이러스가 우리 몸의 세포에 들어올 때 수용체에 달라붙는 스파이크 단백질에 대해 항체가 생기거나 면역세포가 반응하도록 합니다. 이것으로는 바이러스 감염을 일으킬 수 없습니다. 벡터로 사용하는 아데노바이러스도 우리 몸에서 증식이 불가능하도록 변형된 바이러스이기 때문에 안전합니다.

RT-PCR 검사는 코로나19 바이러스의 핵산 물질을 찾아내는 검사입니다. 따라서 백신 주사 후 우리 몸에 생기는 것은 스파이크 단백질이나 그 부산물이고, 그것에 대한 항체가 생기는 것이기 때문에 RT-PCR 검사에서 양성 반응을 보일 수는 없습니다.

물론 RT-PCR 검사가 원래 가지고 있는 위양성(거짓 양성)가능성은 아주 드물게 존재한다고 합니다. 요즘 '신속 항원 검사'라는 간편한 검사 방법이 도입되어 일부 적용하고 있는데, 이 검사는 위양성률이 다소 높습니다. 그 때문에 양성이 나올 경우, 최종적으로는 RT-PCR 검사로 재확인하게 됩니다.

다만 백신을 맞았다고 바로 예방 효과가 생기는 것은 아닙니다. 화이자·바이오엔테크 백신의 경우, 1차 접종의 예방 효과는 50퍼센트 정도이며 2차 접종까지 마쳐야 95퍼센트로 올라갑니다. 즉, 백신 접종을 한 후 우리 몸이 반응하여 면역 효과가 나타나려면 시간이 걸립니다.

백신을 1차 접종하기 직전 또는 1차 접종과 2차 접종 사이, 심지어 2차 접종 후에도 충분한 면역 반응이 일어나기 전에 코로나19 바이러스에 노출되면 감염이 될 수 있습니다. 그래서 백신 접종 후에도 여전히 마스크를 쓰고 손 씻기를 잘하고 사회적 거리 두기를 해야 한다고 하는 것입니다.

---

22 CDC, 「Facts about COVID-19 Vaccines」, 2021.1.4.

접종 전에 코로나 검사를 해야 할까?[23]

미국 질병통제예방센터의 자료에 따르면, mRNA 백신 임상시험 과정에서 과거 코로나19에 감염된 적이 있는 사람에게도 백신이 안전한 것으로 밝혀졌다고 합니다. 또한 현재로서는 코로나19 감염 여부에 관계없이 백신 접종을 권하고 있습니다. 자연 감염으로 인해 만들어진 항체가 얼마나 오래 지속되고 재감염을 언제까지 예방해줄 수 있는지 모르기 때문입니다. 자연 감염 후 이미 코로나19 바이러스에 대한 항체가 만들어진 경우 코로나19 백신을 투여하면 기존의 항체가 활성화될 것으로 예상됩니다(부스터 효과).

---

23 CDC, 「Interim Clinical Considerations for Use of mRNA COVID-19 Vaccines Currently Authorized in the United States」, 2021.1.6.

주사를 맞아도 바이러스를 퍼뜨릴 수 있는가?

코로나19 백신이 바이러스 전파를 막는 효과가 있는지는 아직 연구가 더 필요합니다. 미국 질병통제예방센터의 발표에 따르면, 화이자·바이오엔테크 백신이나 모더나 백신 접종을 완료한 사람은 코로나19 바이러스의 무증상 감염도 막는 효과가 있다고 합니다. 백신 접종을 한 사람은 코로나19에 걸려도 비접종자에 비해 바이러스 증식이 적기 때문에 다른 사람에게 전파할 가능성이 떨어지게 됩니다. 영국에서 나온 연구에서도 코로나19 백신을 접종한 경우 집 안에서 바이러스 전파가 더 적다는 보고가 있었습니다.

코로나19 환자와 밀접 접촉했는데, 백신을 맞으면 도움이 될까?[24]

백신이 효과를 나타내려면 1차 접종 후에도 적어도 2주 정도 경과해야 합니다. 반면 코로나19 바이러스에 노출되면 보통 4~5일 후 증상이 나타나기 시작합니다. 따라서 이미 확진자와 밀접 접촉을 한 상태라면 백신이 바이러스에 대한 예방 효과가 나타나기 위해 필요한 기간이 충분하지 않다고 생각할 수 있습니다. 이런 경우 백신 접종 후 코로나19 증상이 생길 수 있으며, 코로나 검사를 받아야 합니다.

24 CDC, 「Interim Clinical Considerations for Use of mRNA COVID-19 Vaccines Currently Authorized in the United States」, 2021.1.6.

부작용이 생길 수 있을까?[25]

우리는 흔히 약물, 백신에 의한 '부작용'이라고 이야기하는데, 정확한 표현은 '이상 반응'입니다. 이상 반응은 백신 접종 후에 나타나는 모든 반응을 이야기합니다. 코로나19 백신은 우리가 가장 많이 사용하는 인플루엔자 백신보다는 이상 반응이 다소 심한 것으로 나타나고 있습니다.

이상 반응이 나타나는 시기는 백신의 종류에 따라서 좀 다를 수 있는데 화이자·바이오엔테크 백신의 경우 1차 접종보다는 2차 접종 때 더 심하고, 반대로 옥스퍼드·아스트라제네카 백신은 2차 접종보다 1차 접종에서 이상 반응이 더 심하게 나타납니다. 흔히 주사 부위의 통증, 부종, 발적, 발열, 피로감, 두통, 근육통, 오한, 관절통 등이 생기는데, 이런 증상은 주사를 맞고 3일 이내에 시작하여 1~2일 정도 지속하다가 사라집니다. 이러한 반응은 백신이 항체를 생성하기 위한 면역 반응 과정에서 발생하기 때문에 예측된 이상 반응에 속합니다. 예측된 이상 반응은 대부분 경미하기는 하나 젊은 사람들일수록 심하게 나타납니다. 일부는 일상생활이 어려울 정도로 심한 발열, 근육통, 피로감을 호소하기도 합니다. 다만, 코로나19에 감염된 것이라면 백신 접종 후 이상 반응이 2~3일 이내 호전되는 것과 달리 증상이 서서히 더 심해질 것이기 때문에, 만약 백신 접종 5일 이후에도 증상이 지속되거나 더 심해진다면 코로나19 진단 검사가 필요할 수 있습니다.

예측된 이상 반응은 우리가 코로나19의 위험으로부터 벗어나기 위해 겪을 수밖에 없는 통과의례입니다. 그보다 주의가 필요한 것은 예측되지 않은 이상 반응입니다. 예측된 이상 반응은 대부분 아세트아미노펜과 같은 상비약으로도 해결 가능하지만 예측되지 않은 이상 반응은 적극적인 치료가 필요할 수 있습니다. 가장 대표적인 것이 아나필락시스입니다. 코로나19 백신을 접종받은 사람은 접종 후 대기실에서 15~30분 정도 대기해야 합니다. 아나필락시스 등이 발생하는지 확인하기 위해서입니다.

아나필락시스는 우리 몸에서 알레르겐을 인식하여 일으키는 급성 호흡 곤란, 혈압 감소, 의식 소실 등 쇼크 증세와 같은 심한 전신 반응을 뜻합니다. 보통 접종 후 30분 이내에 발생합니다.

최근 미국과 영국에서 코로나19 백신 접종을 마친 2000만 명과 1000만 명 중 아나필락시스는 100만 명당 3~20명 정도 생겼다고 합니다. 인플루엔자 백신의 경우 100만 명당 1명으로 나타나는 것과 비교하면 10배 정도 높은 것입니다. 이 중 71퍼센트의 아나필락시스는 백신 접종 후 15분 이내에 발생했다고 합니다. 이런 경우 에피네프린 주사나 입원 치료가 필요할 수 있었지만 사망 사례는 없었습니다.

아나필락시스 외에 예측되지 않은 이상 반응으로 혈소판 감소성 혈전증이 있습니다. 이 질환은 옥스퍼드·아스트라제네카나 얀센 백신을 접종한 사람들에서 보고되고 있습니다. 유럽에서는 100만 명당 6.3건 정도의 발생률이 확인되었고, 국내에서는 1.3건의 발생률을 보였습니다. 우리나라의 발생률이 낮은데, 아마도 인종적인 특성 때문일 것으로 이해하고 있습니다. 일반적으로 서양인에 비해 동양인의 혈전증 발생률이 2~10배 낮게 확인되고 있습니다. 혈소판 감소성 혈전증은 매우 드문 이상 반응이지만 치명률이 10~20퍼센트 정도로 알려져 있으니, 코로나19 백신 접종 후 4주 이내 호흡 곤란, 흉통, 심한 두통, 다리 부종과 같은 증상이 나타나면 주저 없이 의료기관을 찾을 필요가 있습니다. 그렇다고 모든 혈전 관련 질환이 백신과 연관된 것은 아닙니다. 혈전 관련 질환으로 흔한 것은 뇌졸중, 협심증, 심근경색증과 같은 질환인데, 이는 동맥경화와 연관된 질환이며 백신으로 인해서 생기는 혈소판 감소성 혈전증과는 전혀 다른 질병입니다. 따라서 아스피린을 복용한다고 해서 백신 접종 후 나타날 수 있는 혈소판 감소성 혈전증을 예방할 수도 없습니다.

옥스퍼드·아스트라제네카나 얀센 백신과 같은 바이러스 벡터 백신에서 혈소판 감소성 혈전증이 발생하다 보니 이 백신을 기피하는 경향이 있습니다. 그러나 중증 이상 반응의 위험은 옥스퍼드·아스트라제네카나 얀센 백신만 있는 것은 아닙니다. 아나필락시스는 옥스퍼드·아스트라제네카 백신보다 화이자·바이오엔테크 백신에서 더 높게 나타나고 있고, 화이자·바이오엔테크와 모더나 백신을 사용하고 있는 미국에서는 최근 백신 접종 후 보고되는 심근염이 백신의 부작용이 아닌지 조사 중입니다. 백신을 포함한 모든 약은 양날의 검과 같아 치료나 예방 효과와 함께 부작용을 따져봐야 하는데, 누구에게 어떤 부작용이 나타날지 예측 불가능하기 때문에 백신 접종 후 나타나는 이상 반응은 나라에서 적극적으로 모니터를 하고 있습니다.

----

25 CDC, 「Allergic Reactions Including Anaphylaxis After Receipt of the First Dose of Pfizer-BioNTech COVID-19 Vaccine — United States, December 14-23, 2020」, 2021.1.6.

예상되는 장기적인
부작용은?[26) 27)]

코로나19 백신의 장기적인 부작용은 지켜봐야 합니다. 코로나19 백신은 임상시험 기간이 아주 짧았을뿐더러 3상 시험도 3만~4만 명 정도의 적은 대상자에서 안전성을 본 것입니다. 백신 접종 후 관찰 기간도 2개월에 불과했습니다. 당연히 6개월 이상의 효과, 안전성 등은 관찰을 해야 합니다. 2020년 연말, 코로나19 백신 접종이 시작되면서 화이자·바이오엔테크 백신이 아나필락시스 위험이 높다는 사실도 알게 되었습니다.

mRNA 백신에 대한 오해가 있습니다. 백신에 사용한 mRNA가 우리 몸의 DNA에 결합하여 유전정보를 바꿀 수 있지 않겠냐는 것입니다. 하지만 백신에 사용하는 mRNA는 세포핵 안으로 들어가지 않고, DNA와 결합하지도 않습니다. mRNA는 세포 안으로 들어가서 불과 72시간 만에 사라진다고 합니다. 아데노바이러스에 코로나19 바이러스의 스파이크 단백질을 만들 유전정보를 주입하여 우리 세포 안에서 mRNA를 생산하게 하고 최종적으로 스파이크 단백질을 만들어내도록 하는 백신도 우리 몸의 DNA를 변형할 능력은 가지고 있지 않습니다.

바이러스가 우리 몸에 들어오면 세포 안에서 필요한 단백질을 만들어내도록 유도하고 새로운 바이러스 입자를 조합하면서 증식을 하게 됩니다. mRNA 백신은 코로나19 바이러스의 스파이크 단백질을 만들기 위한 mRNA를 지질나노입자 lipid nanoparticle 안에 담아서 주입하는 것입니다. 세포 안으로 들어온 mRNA는 세포 단백질 생산공장을 활용하여 스파이크 단백질을 만들게 되고, 이 단백질들은 면역세포에 노출되어 중화항체를 생산하게 됩니다. B세포와 T세포가 작용하여 면역 반응을 일으킵니다.

26 Gavi, 「Will an mRNA vaccine alter my DNA?」, 2020.12.15.

27 CDC, 「Understanding mRNA COVID-19 Vaccines」, 2020.12.18.

백신을 맞으면 마스크를
쓰지 않아도 될까?

백신을 맞으면 바로 예방 효과가 생기는 것이 아닙니다. 연구마다 다르지만 백신 1차 접종을 한 이후에도 2~3주가 지나야 면역 효과가 나타납니다. 게다가 드물기는 하지만 코로나19에 걸린 뒤 회복된 사람이 재감염된 경우도 있습니다. 따라서 2회 백신 접종이 완료될 때까지 마스크 쓰기, 손 씻기 등의 개인위생을 철저히 지키고 사회적 거리 두기는 계속되어야 합니다.

**백신은 팬데믹을 얼마나 빨리
종식시킬 수 있을까?**

분명히 백신이 코로나 팬데믹을 종식시킬 수 있습니다. 그런데 팬데믹을 빨리 종식시키기 위해서는 몇 가지 조건이 있습니다. 백신의 효과가 얼마나 좋은지, 백신이 얼마나 잘 공급되는지, 그리고 얼마나 많은 사람들이 얼마나 빨리 백신 접종을 받느냐 하는 것들이 모두 중요합니다.

우선 집단면역을 위해서는 적어도 60~70퍼센트의 국민이 면역을 가지고 있어야 합니다. 더 많은 사람의 면역이 필요할 수도 있다고 합니다. 2021년 1월 22일 우리나라의 코로나19 확진자는 7만 4262명으로 인구 100만 명당 1448명(0.14퍼센트) 수준입니다. 자연면역은 사실상 집단면역에 기여할 부분이 거의 없습니다. 우리나라 인구 5182만 명의 70퍼센트이면 3600만 명의 면역이 필요합니다. 이 중 지금 허가된 백신들은 16세 또는 18세 이하(887만 명)는 승인을 받지 못했기 때문에, 이 인구를 제외하면 사실상 성인 대부분이 백신 접종을 해야 합니다.

두 번째는 백신의 효과입니다. 백신의 효과는 옥스퍼드·

아스트라제네카 백신이 70퍼센트, 화이자·바이오엔테크 백신과 모더나 백신은 95퍼센트 수준이라고 알려져 있습니다. 인플루엔자 백신의 효과가 40~50퍼센트 수준인 데 비해 분명 효과가 훨씬 좋습니다. 다만 세 백신 모두 3~12주 간격으로 2회 접종을 해야 합니다.

세 번째는 백신이 얼마나 빨리 공급되느냐 하는 것입니다. 우리나라는 2월 말 옥스퍼드·아스트라제네카 백신을 시작으로 모더나 백신, 화이자·바이오엔테크 백신 순으로 공급이 이뤄질 것으로 보입니다. 정부는 우리 국민 모두가 접종할 수 있는 충분한 물량을 선구매하였다고 발표하였지만, 공급이 얼마나 순조롭게 이뤄질지는 예상이 쉽지 않습니다.

마지막 관건은 얼마나 많은 사람이 얼마나 빠르게 백신을 맞느냐 하는 것입니다. 우리나라는 인플루엔자 국가 접종 프로그램에 대한 경험이 많기 때문에 수천만 명의 백신 접종을 한두 달 안에 해낼 체계를 갖추고 있습니다. 인플루엔자 백신과 보관, 유통, 접종 체계가 유사한 옥스퍼드·아스트라제네카 백신은 전국의 의원급 의료기관에서 차질 없이 접종을 해낼 수 있습니다. 하지만 mRNA 백신의 경우 영하 70도 또는 영하 20도 보관 및 유통이 원칙이라 접종에 큰 걸림돌이 되고 있습니다. 백신이 국내에 들어오기 이전에 접종에 대한 인력 확보와 역할 분담, 시뮬레이션이 꼭 필요합니다.

백신에 대한 거부감도 큰 걸림돌이 될 수 있습니다. 2020년 가을, 우리는 그 경험을 했습니다. 정부는 코로나 팬데믹 상황에서 인플루엔자까지 유행하면 더블 팬데믹으로 큰 위기가 올 수 있다는 판단 아래 예년에 비해 더 많은 백신 접종 프로그램을 준비했습니다. 그런데 유통 과정에서 실수가 생기고 접종 후 사망하는 사례가 100여 건 발생하자 언론이 이를 크게 부각하면서 국민들 사이에서 인플루엔자 백신에 대한 큰 우려와 거부감이 생기게 되었습니다. 결국 준비된 백신을 다 사용하지 못하고 접종이 종료되는 사태가 생기고 말았습니다.

코로나19 백신은 요양시설에 있는 고령자나 만성 질환자에게 우선 접종할 예정입니다. 건강상의 문제가 언제든지 생길 가능성이 있는 이들을 대상으로 우선 접종하는 과정에서 '백신과 무관한 사고'가 생길 수 있습니다. 이런 경우 사회적으로 백신에 대한 거부감이 확산되면서 진행에 차질을 빚을 가능성도 있습니다. 적어도 올가을이 되기 전에 집단면역이 달성될 정도로 백신을 맞을 때에만 코로나19의 종식을 기대할 수 있습니다.

물론 전 세계가 하나로 연결되어 교류하는 현대사회에서 우리나라만 집단면역이 생겼다고 문제가 모두 해결되는 것은 아닙니다. 전 세계가 백신 공급, 유통, 접종에 협조를 해야만 진정한 의미의 '코로나 팬데믹' 종식을 기대할 수 있습니다.

백신을 맞으면 해외여행을 갈 수 있을까?

코로나 팬데믹 상황에서도 국제적인 교류는 유지되고 있습니다. 해외여행은 거의 사라졌다고 하지만, 사업·무역·교육 등의 이유로 비행기를 타는 사람은 여전히 존재합니다. 약간의 차이는 있지만, 현재 입국 시 '코로나19 검사RT-PCR 음성'이라는 증서를 요구하는 나라들이 있습니다. 최근 72시간 이내의 검사에서 코로나19 감염이 없다는 것을 입증해야 입국을 허락한다는 얘기입니다. 아주 드물게 잠복기 상태(바이러스 항원 검사 음성)에서 출입국하면서 감염 전파의 원인이 될 수도 있겠지만, 대부분의 경우는 걸러진다고 보면 됩니다.

2020년 12월부터 백신 접종이 시작되었기 때문에 이미 백신여권vaccine passport을 도입하려는 움직임이 벌어지고 있습니다. 백신여권은 코로나19 백신을 접종했다는 사실을 입증하는 일종의 디지털 증명서로, 백신을 스케줄대로 접종한 경우 아무래도 안전할 수 있다는 생각에 근거한 것입니다.

다만 이것도 백신의 공급과 관련이 있어서 적어도 2021년

하반기에나 전면적으로 이뤄질 가능성이 높습니다. 대부분의 나라가 백신의 우선순위를 치명률이 높은 고령층이나 만성 질환자, 코로나19 감염 위험이 아주 높은 직업 종사자에 두고 있기 때문에 비교적 건강한 젊은 성인의 경우 후순위에 해당합니다.

그러나 백신을 맞는다고 코로나19에 100퍼센트 걸리지 않는 것은 아닙니다. 다만 걸리더라도 약하게 앓고 지나가는 효과를 보일 수는 있습니다. 인플루엔자 유행이 시작되는 늦가을에 백신 접종을 하지만 그중 상당수는 겨울철 인플루엔자에 걸리는 것을 생각해보면 됩니다.

또 하나 중요한 것은 백신 접종을 한 사람이 코로나19 바이러스가 몸에 들어왔을 때 다른 사람에게 전파할 위험이 얼마나 되는지에 대한 데이터가 없다는 사실입니다. 그래서 WHO 소속 과학자는 한 인터뷰에서 백신을 맞은 사람도 다른 나라에 가면 일정 기간 자가격리 조치를 받아야 한다고 말하기도 했습니다.

4부

:

백신의 사회심리학

마음을 뒤흔드는
접종에 관한
7가지 이야기

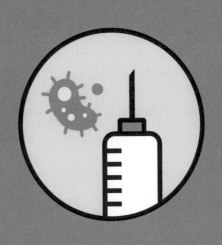

백신 접종 전에
심리 백신부터

코로나19 백신 접종이 시작되면서 어느 나라나 약간의 혼란을 겪고 있습니다. 그리고 그 혼란에 대해 뉴스에서는 요란을 떨고 있습니다. 국가적 차원에서의 혼란도 있지만 미시적으로 각 병원이나 지역에서의 혼란도 있고, 개인들 간의 심리적 혼란도 있습니다. 흔하게 예견된 혼란은 다음과 같습니다.

물량의 제한

백신 접종은 어차피 예견된 혼란입니다. 면역성을 획득할 수 있는 백신을 한날한시에 모두가 접종할 수 있는 상황이 아니기 때문입니다. 제한된 물량이 주는 혼란이 일단 우리가 예측해야 할 첫 번째 혼란입니다. 남들은 이미 맞기 시작했는데 내가 맞을 날은 언제 돌아올지 알 수 없습니다. 앞으로 '순서대로 맞을 수 있으니', '물량은 충분하니', '걱정 말고 기다리라'는 이야기를 수도 없이 들으실 것입니다.

부작용의 출현

코로나19 백신은 인류 역사상 가장 빨리 개발된 백신입니다. 그러므로 현재 우리가 충분히 이 백신에 대해 알고 있다고 말하기는 어렵습니다. 영국이나 미국의 경험을 보면 심각한 부작용은 그리 많지 않을 것으로 예상되지만, 앞으로 다양한 부작용이 출현할 수도 있습니다.

부작용 이야기를 들을 때마다 우리는 맞아야 하나 말아야 하나를 마음속에서 되뇌면서 불안에 떨 수 있습니다. 어떤 분들은 그런 심리적 혼란을 심하게 겪을 수도 있습니다.

백신의 선택권 제한

현재 백신의 물량도 제한되어 있지만, 선택권도 제한되어 있습니다. 공급의 한계 때문입니다. 의료 이용의 선택권이 개인에게 충분히 주어졌던 나라들에서는 약간 당혹스러운 경험이 될 수도 있습니다.

뉴스가 주는 혼란

백신을 맞은 뒤에 안심하고 지낼 것으로 생각했는데, 뉴스에서 변이 코로나바이러스가 나타났다거나 백신의 효과가 기대보다 약하다는 등의 보도가 나올 때마다 다시 마음이 불안해질 수 있습니다.

당황할 수 있지만, 침착함을 되찾기

슬라보예 지젝^{Slavoj Zizek}이 말한 것처럼 '침착하게 당황해하기'가 우리의 생활 태도가 되어가고 있습니다.[1]

현재 우리의 일상은 계속 당황스러운 뉴스를 접하고 지내는 것이 되었습니다. 정부 관료들이나 뉴스 앵커들은 당황스러운 뉴스를 전해놓고는 끝부분에 가서는 '너무 놀라지 마라, 너무 당황하지 마라, 너무 걱정하지 마라'라고 말합니다. 백신이 접종되기 시작하면, 또 온갖 문제가 있다는 뉴스를 쏟아내다가 그래도 안심하라는 메시지로 끝맺음할 것입니다. 그리고 우리는 당황해하다 침착함을 되찾을 것입니다. 이것을 반복하는 것이 지금의 우리 생활입니다.

황당해하다 다시 침착해지고,

당황해하다가 침착해지고,

침착했었는데, 황당하고 당황하다가 다시 침착을 되찾는 일상이 지극히 정상인 생활을 하고 있습니다.

백신 접종 또한 우리들에게 이런 반응을 강화할 것입니다.

---

1 슬라보예 지젝 지음, 강우성 옮김, 『팬데믹 패닉』, 북하우스

맞아야 하나? 말아야 하나?
— 4가지 서로 다른 입장

백신 접종에 대한 사람들의 심경은 생각보다 복잡합니다. 찬성과 반대로 극단적으로 나뉠 것 같지만 사실은 훨씬 더 복잡합니다.

‖ 에피소드 # 1 ‖ 무엇이 옳은가?

"감염병이 만연하고 있는 상황입니다. 그런데 여기 좋은 약이 있습니다. 이 약의 효능은 아직 확실하지는 않습니다. 그리고 부작용도 확실하지 않습니다. 다만 우리 중 많은 사람들이 이 약을 먹어야만 집단면역을 얻어 함께 살 수 있다고 합니다. 어떻게 하는 것이 좋을까요?"

다행이지만, 굳이······

"좋은 약이 있어서 다행입니다. 하지만 나는 괜찮으니까 다른 사람에게 양보하겠습니다. 다른 사람은 꼭 강제로라도 먹었으면 좋겠어요. 저는 살 만큼 살기도 했고, 평생 약을 별로 먹은 적도 없고 해서……."

부작용도 모르는데?

"좋은 약이라니요? 아직 확실하게 부작용도 모른다는데, 어떻게 그렇게 말합니까? 저는 저 자신도 먹지 않을 것이고, 강제로 모두가 먹는 것도 반대합니다. 우리는 그저 버티어 견디고 안타까운 희생을 겪더라도 우리 자신의 힘 그 자체로 이겨내야 합니다."

공동체를 살려야죠!

"그건 말이 안 되는 이야기예요. 그렇게 해서 사람들이 희생되게 할 수는 없어요. 저는 누구나 의무적으로 먹도록 해서 희생되는 사람의 수를 최소화하는 것이야말로 우리 공동체를 살리는 길이라고 생각해요. 부작용에 관한 대처를 효율적으로 하고, 모두가 이 약을 의무적으로 먹어서 공동체적으로 서로를 의지하고 함께 살 수 있는 방법을 찾아야 해요."

누구에게나 선택권은 있다!

"누구도 타인에게 무엇을 강요할 수는 없어요. 우리의 자유를 침해할 수는 없지요. 다만 이 약은 현재 우리가 취할 수 있는 중요한 방법 중 하나임에는 틀림없다고 봐요. 하지만 아직 한계도 많지요. 그래서 이것은 그냥 선택의 문제라고 봐요. 이 약을 먹고 싶은 사람은 먹어도 된다고 생각해요. 그리고 먹기 싫은 사람은 안 먹어도 되고."

사람들은 과연 어떻게 결정을 해야 할까요? 혹은 어떻게 결정하는 것이 이 공동체를 위하여 옳을까요? 여러분의 선택은 무엇입니까?

(1) 백신 접종에 대한 4가지 방향의 사회적 태도

독일 경제연구소의 다니엘 그레이버Daniel Graeber 등 연구진은
백신 접종에 대한 사람들의 태도를 4가지로 분류하여 진행한
연구를 발표했습니다. 그 4가지의 유형은 다음과 같습니다.[2]

백신 접종 의무화 반대 – 백신 접종 반대 그룹

의무적인 예방 접종을 반대하고 자발적으로 본인 자신도 예
방 접종을 반대하는 그룹입니다.

백신 접종 의무화 반대 – 백신 접종 찬성 그룹

백신 접종에 대해서 반대하지는 않지만 이를 의무화하는, 즉
강제적으로 적용하는 정책은 반대하는 그룹입니다.

백신 접종 의무화 찬성 - 본인 제외 그룹

의무적인 예방 접종은 찬성하지만, 본인은 예방 접종을 받지
않겠다는 분들입니다. 많은 사람들이 예방 접종을 통해 집단

---

2   Daniel Graeber, Christoph Schmidt-Petri, Carsten Schroeder,
    「Attitudes on Voluntary and Mandatory Vaccination against COVID-19:
    Evidence from Germany」, 『SSRN』, 2020.10.23.

면역을 이루기를 바라지만, 백신 접종의 위험성을 본인은 감당하지 않겠다는 의미에서 '무임승차 그룹'이라고 부를 수 있습니다.

백신 접종 의무화 찬성 - 자발적 접종 찬성

백신 접종을 의무화하는 것에 찬성하고, 자발적으로 접종하는 것도 찬성하는 그룹입니다.

독일 성인들을 대상으로 한 조사 결과가 있습니다. 응답자의 22퍼센트가 '백신 의무화 반대 및 접종 모두 반대'의 의사를 표현했고, 29퍼센트가 '백신 의무화 및 접종 자율'의 입장에 섰다고 합니다. 접종 의무화는 찬성하지만 본인은 맞지 않겠다고 한 소위 무임승차자는 8퍼센트였고, 41퍼센트는 접종 의무화에 찬성하면서 본인도 맞을 의향이 있다고 답했습니다.

얼마 전 미국의 앤서니 파우치Anthony Fauci 국립알레르기·전염병연구소 소장은 집단면역에 도달하기 위해서 국민의 90퍼센트는 백신을 접종해야 한다고 했답니다. 그렇게 하려면 독일의 경우, 50퍼센트가 더 설득이 되어야 합니다. 그렇기 때문에 백신 접종 '의무화'라는 정책 도입의 논란이 일어나고 있는데, 이 의무화라는 정책이 주는 불편함이 '인권'과 '공동체의 이익' 사이에 갈등을 불러일으키고 있습니다.

그래서 조금 더 높은 백신 접종률에 이르기 위해 백신과 백신 접종에 대한 비용을 일절 받지 않을 뿐 아니라 백신 접종이 가져다줄 수많은 이익과 평화, 그리고 안식을 대대적으로 홍보하고 있다고 합니다. 하지만 사람들은 그렇게 쉽게 백신 접종에 줄을 서지 않는데 왜 그럴까요?

연구자들은 백신 접종에 반대하는 사람들을 설득하기 위해서는 이들의 특성과 접종 반대의 사유를 잘 파악해서 설득의 메시지와 논리를 준비하고, 필요하면 '넛지' 전략을 세우는 등 다양한 접근이 필요하다고 이야기하고 있습니다.

효과가 크면서 부작용이라고는 전혀 없는 백신을 모두에게 무료로 보급할 수 있는 이상적인 조건이 마련된다고 하면 사람들의 행동이 달라질까요?

백신 접종에 대한 태도, 백신 접종의 의무화에 대한 입장, 집단면역에 도달하기 위한 방법에 대한 생각이 지금 개인마다 나라마다 조금씩 다른 것 같습니다. 이 논의를 국가 혹은 지방자치단체가 어떻게 풀어나가느냐가 현재 큰 숙제로 다가온 상태입니다.

누가 먼저 맞을 것인가?
── 우선순위 갈등

백신 접종은 현재 초미의 관심사입니다. 누구에게, 어떤 백신이, 어떻게 접종되느냐가 계속 뉴스에 보도되고 있습니다. 그런데 그 접종 순서, 어떻게 정하는 것이 공정할까요?

백신 접종의 사회적 이슈에서 가장 먼저 제기되는 것은 접종의 우선순위 문제입니다. 백신이 모두에게 동시에 제공되는 것은 불가능합니다. 그러므로 이 공급의 순위에 따른 갈등은 필연적입니다. 좋은 것을 어떤 순서로 제공하느냐에 대해 사회가 어떻게 합의하는가에 따라 사회 구성원들의 마음이 드러납니다.

|| 에피소드 # 2 || 백신 접종 순위를 공정하게 하라!

내가 근무하는 직장에도 드디어 백신이 도착했다. 우리 직장에서도 개인별 질병 카드와 우선순위 요청 카드를 제출했고, 그 결과는 아직 발표되지 않았다. 사람들은 아직 자신이 이번

에 백신을 맞을 수 있는지 아닌지를 알지 못한다.

다음 날 아침, 1000명의 직원 중 이번에 도착한 백신을 먼저 맞을 500명의 이름이 발표되었다. 아니나 다를까, 나는 제외였다. 40대 남성인 나는 흡연자이고 잠복 결핵을 갖고 있고 만성 호흡기 질환자와 유사한 상태다. 따라서 호흡기 기저 질환자로서 백신을 우선 맞아야 한다고 요청했지만, 고령자, 비만자, 그리고 고혈압 환자들에게 우선순위를 빼앗겼다.

점심시간이 되기 전에 방송이 나왔다. 오전에 발표한 접종 순위에 불만이 있는 사람들은 대강당에 모이라는 방송이었다.

사무실을 빠져나가 대강당으로 갔더니 이미 사람들이 상당히 모여 있었다. 미접종자로 분류된 500여 명 중 거의 200명 이상이 모였고 이들은 여러 주장을 모으고 있었다. 첫 번째, 1000명분이 다 도착할 때까지 접종을 미루자. 두 번째, 500명 순위를 완전히 공개하고 일부 재조정하자. 세 번째, 현재의 회사 집행부를 신뢰할 수 없다. 접종을 추진하고 집행하는 과정 자체를 노동조합과 회사 운영진이 함께 투명하게 진행해 처음부터 다시 하자 등등 여러 의견이 오가고 있었다.

이런 문제가 제기되는 것은 뻔한 이치였다. 물량은 한정되었고, 백신은 한꺼번에 도달할 수 없었다. 우리는 모두 성인군자가 아니기 때문에 이 한 번의 결정을 숙명으로 받아들일 수 없었다. 나는 회사 집행부에 여러 번 모의 결정 의사소통 훈련이나 갈등 조정 훈련을 건의한 바 있었는데, 그들은 문제를 키울 소지가 있다며 거절했다.

그러다 결국 이 꼴이 났다.

그 사이 300명 이상으로 불어난 회사 동료들은 갑작스럽게 투표를 하기 시작했고, 압도적으로 1000명분이 모두 도착했을 때 다 같이 접종하기로 결정을 해버렸다. 그리고 회사 집행부를 향해 300여 명의 동료들은 몰려가기 시작했다.

접종을 먼저 하겠다는 측과 함께하자는 측의 싸움이 시작되었다. 바이러스를 퇴치해서 함께 살기 위해 개발된 백신이 우리를 오히려 함께 살지 못하도록 갈라놓았다. 회사는 이제 아수라장이 되었다. 아무도 업무를 할 수 없었다. 코로나바이러스로 인해 엄청난 감염자가 쏟아져도 한 번도 멈추어 서지 않았던 회사가 백신이 도착하자마자 오히려 멈추어 서버렸다.

(1) 가장 먼저 접종을 시작한 영국은
   순위를 어떻게 정했는가?

영국은 세계에서 가장 먼저 코로나 백신을 접종하기 시작했습니다. 원래 백신 접종을 세계에서 최초로 시작한 나라도 영국입니다. 에드워드 제너가 바로 영국 사람이지요. 영국은 예방접종면역공동위원회Joint Committee on Vaccination and Immunisation, JCVI에서 백신의 접종 순위를 결정했습니다.

JCVI는 대략 20여 명으로 이뤄진 중앙위원회와 각 백신이나 면역 분야별로 별도의 소위원회가 있습니다. 현재 코로나와 관련된 위원회도 15여 명의 위원들로 구성되어 있는데, 1명은 일반인이고 나머지는 모두 전문가들입니다.

이 기구는 1960년대에 설립되어 1년에 4회, 2주 이상 정기적으로 모이는데, 이번에도 백신이 개발되면 어떤 우선순위로 접종이 이루어져야 하는지에 대해 집중적으로 논의를 했다고 합니다. 2020년 5월부터 백신에 대해 논의를 진행한 JCVI는 우선순위의 아주 단순한 원칙을 제안하였습니다.[3]

영국에서는 요양원에 있는 연장자와 그들의 돌봄 제공자

---

3   UK Government, 「Joint Committee on Vaccination and Immunisation」

가 최우선 접종 대상이며, 최전선의 의료 및 사회복지 종사자와 80대가 그다음 접종자입니다. JCVI가 코로나19 백신 프로그램의 최우선 과제는 코로나19로 인한 사망 방지와 보건 및 사회 의료진과 시스템의 보호여야 한다고 조언했기 때문이라고 합니다.

우선순위 전략과 그 배경의 원리가 담긴 문서는 인터넷에서 쉽게 찾아볼 수 있습니다. 이 문서에는 건강 불평등의 완화를 위한 조치도 포함하여 이주민을 비롯한 소외 계층의 백신 접종 문제도 심도 있게 고려하는 것이 눈에 띄기도 하였습니다.[4]

---

4   UK Government, 「Priority groups for coronavirus(COVID-19) vaccination: advice from the JCVI」, 2020.12.30.

(2) 우선순위는 어떻게 정할까?

세계보건기구

세계보건기구WHO는 '가치에 기반한 우선순위 전략'을 추구하며 백신에 대한 전략을 조언하는 전문가 그룹Strategic Advisory Group of Experts on Immunization, SAGE을 별도로 조직하여 운영하고 있습니다.[5]

1년에 적어도 2회 이상의 미팅을 통하여 전략을 수립하고 개선하는 작업을 합니다. 이 그룹은 대략 15인의 중앙위원이 있고, 질환별로 워킹그룹 위원이 있습니다. 코로나바이러스 워킹그룹은 15인으로 구성되어 있고, 현재 WHO의 다양한 코로나 관련 백신 전략이 이 그룹에서 제안되고 있습니다.

현재 WHO에서 제안한 백신 제공 우선순위 전략은 아주 현실적이고 실천적인 위험성 기준에 따라 수립되어 있는데, 특히 백신 공급 상태와 감염 규모에 맞추어 제안되어 있습니다.

그중 감염이 지역사회 전체의 감염이면서,

– 백신 공급이 10퍼센트 미만일 때는 고위험군과 일하는 의료인을 우선 접종하고, 다음으로 노인에게 접종하며,

....

5   WHO, 「WHO SAGE values framework for the allocation and prioritization of COVID-19 vaccination」, 2020.9.14.

WHO SAGE가 작성한 코로나19 백신 공급에 대한 가치 체계

주요 목표	코로나19 백신은 세계적인 공공재임이 틀림없다. 코로나19 백신이 전 세계 모든 사람들 사이에서 인간 복지를 공평하게 보호하고 촉진하는 데 크게 기여하는 것이 주요 목표다.
휴먼 웰빙	보건, 사회 및 경제 보장, 인권 및 시민 자유, 아동 개발을 포함한 인간의 복지를 보호하고 촉진한다.
평등 존중	모든 인간이 동등한 도덕적 지위를 가지고 있음을 인식하고, 인간의 관심사를 동등하게 도덕적으로 배려받을 자격이 있는 것으로 간주한다.
세계 형평성	백신 접근의 형평성을 보장하고 모든 국가의 시민들, 특히 저소득 및 중간 소득 국가 시민들을 포함해 전 세계가 이익을 얻도록 한다.
국가 내 형평성	자국 내에서 코로나19 감염병으로 인해 더 큰 부담을 경험하는 그룹에 대해 국가 내에서 백신 접근 및 편익의 형평성을 보장한다.
상호주의	사회 모두의 이익을 위해 코로나19 대응으로 인한 상당한 추가 위험과 부담을 안고 있는 국가 내 개인과 그룹에 대한 상호주의의 의무를 존중한다.
정당성	공유 가치, 최선의 과학적 근거, 적절한 표현 및 관련 당사자의 의견에 기반한 투명한 프로세스를 통해, 백신 제공에 대한 글로벌 의사 결정과 백신 우선순위에 대한 국가 내 결정을 정당하게 내리도록 한다.

– 백신 공급이 20퍼센트일 때는 노인 연령대로 백신 접종을 확장하고 다른 고위험군 및 취약층으로 확대하는 우선순위를 제안합니다.[6]

아래의 표는 WHO의 로드맵 중 지역 감염 단계에서의 접종 우선순위를 간단하게 정리한 것입니다.

단계	우선 접종 그룹
1단계: 백신 공급 10퍼센트 이하	• 가장 위험에 노출된 의료진 그룹(우선) • 고연령대 어른들(다음 단계)
2단계: 백신 공급 11~20퍼센트	• 1단계 이후의 고연령대 어른들 • 아주 위험하고 심각한 질환의 환자 그룹 • 의미 있게 매우 위험하다고 판단되는 사회인구학적 그룹 • 백신과 관련된 일을 하는 의료 노동자 • 우선적으로 제공받아야 하는 교사와 학교 직원
3단계: 백신 공급 21~50퍼센트	• 남은 교사들과 학교 직원 • 다른 필수 노동자, 그리고 경찰, 행정 및 돌봄 노동자, 농업 및 식품 노동자 등등 • 산모 • 감염과 관련 없는 일의 건강 관련 노동자 • 감염 위험성이 있는 일을 하는 업종과 관련된 노동자 그룹

....

6 WHO, 「Roadmap For Prioritizing Population Groups for Vaccines Against Covid-19」, 2020.9.27.

미국 질병통제예방센터

미국 질병통제예방센터CDC는 하나의 지침으로서 백신에 대한 제안을 예방접종자문위원회Advisory Committee on Immunization Practices, ACIP에서 합니다. ACIP는 감염병의 예방과 통제를 돕기 위해 1964년 설립되었고, 위원장, 간사, 투표위원 15명, 당연직 위원 8명, 26개 보건 관련 전문기관 연락 대표 등이 참여하는 조직입니다.

정기적으로 소집되는 회의는 CDC에서 일반인에게 공개하고, 실질적이고 명백한 이해 충돌을 피하기 위해 조치와 심사를 엄격하게 하고, 로비 단체도 ACIP나 그 회원들에게 어떤 특별한 이익이나 물질적인 지원을 제공하지 못하도록 한다고 합니다.

이 위원회는 일상적인 예방 접종 일정에 포함할 새로운 백신의 허가와 제형을 권고하며, 오래된 백신을 검토하여 권고사항 수정을 권하는 업무를 합니다. 이 위원회의 15인 투표위원 중에도 시민(소비자)을 대표하는 1인이 포함되어 있습니다. 연중 3회를 모여 2주 안에 국민들의 백신과 관련된 여러 이슈들을 점검하고 결정하는데, 관련 전문가들은 주로 백신, 면역, 소아의학, 예방의학, 공중보건학, 혹은 필요에 따라 관련된 전문 영역 학자들의 추천으로 구성된다고 합니다.

현재 코로나와 관련하여 ACIP에서 제안한 접종 우선순위는 다음과 같습니다.[7] 이 결정이 담긴 리포트에는 ACIP 위원들의 이름과 누가 이 문서의 최종 책임자인지에 대한 저작 서명이 포함되어 있습니다.

ACIP는 연방정부, 주정부, 지방자치정부가 각각의 단계에 따른 백신 접종의 우선순위를 위원회의 방침에 따라주기를 제안했으며, 연방정부 혹은 주정부가 비축해야 할 백신의 양을 위해 대략의 인구를 제시해두었습니다.

1a	• 건강 돌봄 관련 인력 • 장기 요양시설 거주자	2100만 명 300만 명
1b	• 최일선의 필수 노동자 • 75세 이상 고령 성인	3000만 명 2100만 명
1c	• 65~74세 성인 • 16~64세 성인 중 고위험 건강 상태의 성인 • 1b 단계에서 백신 접종에 추천되지 않았던 필수 노동자	1억 1000만 명 3200만 명 5700만 명 내외
2	• 그 외 16세 이상의 사람들 모두	나머지 인구

미국 총인구 = 3억 3200만 명

....

7   CDC, 「The Advisory Committee on Immunization Practices' Updated Interim Recommendation for Allocation of COVID-19 Vaccine — United States, December 2020」, 2021.1.1.

인도네시아는 왜 젊은이부터 백신을 접종할까?

고령층이나 의료인들이 우선적인 접종자가 되는 대부분의 국가와 다르게 인도네시아는 최일선에 있는 노동자, 의료진과 경찰, 군인 등 공무원에 이어 18~59세 노동자들이 백신을 먼저 맞게 되는 접종 순위 방식을 택했습니다. 그래서 조코 위도도 대통령(59세)은 1월 13일 인도네시아에서 처음으로 백신 접종을 받았는데, 마루프 아민 부통령(77세)은 고령이기 때문에 조기 접종 대상에서 제외되었습니다.

인도네시아의 '청년 우선' 백신접종위원회에 참가한 아민 소에반드리오 교수는 BBC와의 인터뷰에서 "집을 나선 후 이동을 활발하게 하고 저녁이 되면 다시 가족이 있는 집으로 돌아가는 노동인구가 백신을 먼저 맞는 것이 옳다"며 "이 전략이 집단면역을 달성하는 데 더 효과적"이라고 했다고 합니다. 하지만 일각에서는 인도네시아에서 현재 접종하는 백신이 중국의 시노백 백신인데, 이 백신의 경우 임상시험이 18~59세를 대상으로 이뤄졌기 때문에 실제로 고령층에서의 백신 안전성을 보장할 수 없기 때문이라고도 합니다.

청년층부터 백신을 접종하는 방식에 대해 다른 나라의 많은 정부는 그 효과에 동의하기 어렵다고 말하고 있습니다. 하지만 대부분의 과학자들은 국가별로 선택한 백신에 따라, 감염 상황에 따라 각기 다른 전략을 갖고 접근할 수 있으며, 인구 구조나 가족 형태가 다른 개발도상국의 경우는 더더욱 다른 전략이 적용될 수 있다고 했습니다.

또한 일부 코로나 백신 성분에는 돼지 젤라틴이 포함되어 있다는 소문 때문에 인구의 70퍼센트 이상이 무슬림 신자인 인도네시아에서 백신 접종의 위기가 있었는데, 현재 시노백 백신에는 돼지 젤라틴이 사용되지 않을뿐더러 다른 백신도 할랄 의료품을 사용하기 때문에 위기를 넘겼다고 합니다. 이것 또한 무슬림 문화권만의 독특한 특징이라고 할 수 있겠습니다.

(3) 누가 먼저 맞는 게 옳은가?

지속적인 논쟁: 누가 먼저인가?

방송국 기자들에게 우선 접종해야 할까요?

대형 마트 계산원들에게 우선 접종해야 할까요?

햄버거 가게에서 일하는 사람들에게 우선 접종해야 할까요?

학교 교사들에게 우선 접종해야 할까요?

나라에 따라 다르지만, 현재 영국의 순위에 따르면 이 중 가장 먼저 백신을 맞는 사람은 대형 마트 계산원일 가능성이 높습니다. 이들은 생필품을 다루는, 봉쇄 상황에서도 가게 문을 열고 불특정 다수를 위해 일할 가능성이 높은 노동자이니까요. 이런 기준과 논리가 명쾌하면 사람들 간의 논란이 크지 않을 가능성이 높습니다.

또한

흡연자가 먼저인가? vs 필수 노동자가 먼저인가?
교사가 먼저인가? vs 고령자가 먼저인가?

이런 논쟁이 실제 일어나고 있는데, 지역사회에서 백신 우선순위 논쟁으로 가장 뜨거운 나라는 역시 미국이라고 할 수 있습니다. 더군다나 백신 접종이 시작된 이후 백신 '품귀 현상'이 빚어지면서, '누가 먼저 맞느냐'를 놓고 사회 갈등이 도처에서 생겨나고 있습니다.

CNN에 따르면, 뉴저지주와 미시시피주 등에선 흡연자가 우선 접종 대상자로 지정되자 이들보다 후순위로 밀려난 교사를 포함한 다른 필수 노동자들이 크게 반발했다고 합니다. CDC는 65세 이하라도 흡연자는 조기에 코로나19 백신을 맞으라고 권고하고 있습니다. 코로나19의 중증 위험성이 흡연자가 더 크기 때문이라는데, 교육계 및 필수 노동자들의 큰 반발이 있었으며 이들의 노동에 대한 후퇴 경고가 곳곳에서 보도되었습니다.

미국은 주정부에 우선 접종 대상자 선정 자율권이 있다 보

니 주마다 접종 순서에 차이가 조금씩 납니다.[8]

유타주에서는 교사가 가장 먼저 백신을 접종하는 그룹에 속하는데, 현재 오리건주와 워싱턴주에서는 큰 논쟁이 벌어지고 있습니다.[9] 워싱턴주는 교사보다 연령에 기반해 고령의 인구에게 백신을 우선 접종하고 있고, 오리건주는 노인보다 교사와 더불어 학교 관련 노동자에게 백신을 우선 접종하고 있습니다. 각 주의 상이한 목표에 따라, 그리고 코로나 종식 이후의 사회적 가치에 대해 다른 주장을 하고 있습니다. 무엇이 옳은 결정인지에 대해서 많은 논쟁이 오고 가고 있을 뿐입니다. 정말로 어떤 결정이 옳은지는 지금 단정 짓기가 쉽지 않습니다.

일반적인 원칙: 사망률 감소와 감염 확산 저지

일반적으로 우선순위 결정의 가장 큰 기준은 사망률을 낮추는 것에 있습니다. 이 과정에서 그 우선성은 크게 연령 중심 접근과 의료인 중심 접근으로 대별됩니다. 그리고 그다음 단계로 조금 더 세부적으로 들어가면 심각한 의료적 상태(여러

---

8   『중앙일보』, 「교사보다 흡연자 먼저? 백신 부족 美, 우선순위 싸움 번졌다」, 2021.1.17.

9   『The Seattle Times』, 「Who's doing the vaccines right, Washington or Oregon? We're seeing an ethics experiment in real time」, 2021.1.27.

질병들) 혹은 관련 노동자, 필수 노동자들의 정의와 범위에 대해서는 사회마다 나라마다 조금씩 차이가 납니다. 이 정의와 합의가 충분히 논의되고 갈등이 적은 사회에서는 현재 백신 접종이 순조롭고, 그렇지 않은 경우엔 큰 어려움이 존재하는 것으로 보입니다.

예를 들어 영국의 교사들은 필수 노동자이면서 동시에 학생 대중과 만나기 때문에 자신들의 감염률이 다른 집단보다 더 높다고 하며 접종 우선순위를 높여줄 것을 원했는데, JCVI는 교사들의 실제 감염률이 높다는 과학적 근거가 없다고 하면서 거절했다고 합니다.[10]

반면 미국에서는 학교가 문을 열고 운영하기를 바라는 차원에서 교사 및 학교 관련 노동자(스쿨버스 기사, 급식 관련 노동자 등)를 고령의 노인 다음 단계로 우선순위를 높인 지방자치정부나 주정부가 많다고 합니다.[11]

이것을 결정하는 것은 각 나라, 각 지방자치단체의 백신 관련 위원회들의 몫입니다. 사회마다 팬데믹 시기와 관련하여 감염 관련 노동자, 필수 노동자, 어린이집과 유치원 교사 등 돌

---

10 BBC News, 「Coronavirus: Vaccine priority list 'overlooks teachers'」, 2021.1.12.

11 JHU Bioethics, 「How Are Teachers Prioritized for COVID-19 Vaccination by the US States?」, 2021.1.12.

봄 관련자, 교사를 포함한 학교 관련 근무자의 정의와 범위를 정해놓았고, 그 역할에 따라 우선 접종자로 할 것인지 말 것인지에 대한 기준이 다름은 앞에서 간략히 설명해드렸습니다.

우리는 어떻게 논의하고 어떻게 결정했는가?

우리 사회가 이를 어떻게 적용하고 논의했는지는 이제 우리도 알아보아야 할 상황이라고 생각합니다. 흔히 제시되는 기준이나 논의의 기준은 아래와 같은 5가지로 정리할 수 있습니다.

- 기준의 과학성
- 기준의 형평성
- 논의의 개방성
- 논의의 투명성
- 기준과 논의의 결과가 미칠 사회적 복리의 영향

백신의 제공은 질병으로서의 감염병에 대한 해결책이기도 하지만 동시에 사회적으로는 새로운 갈등의 과정이기도 합니다. 그러므로 제한된 백신에 대한 우선순위 결정 과정은 사회 가치에 대한 토의가 선행되어야 하는 것임을 우리보다 앞서 접종을 시작한 나라들이 말해주고 있습니다.

더불어 미국의 ACIP나 영국의 JCVI는 1인이라도 일반인 혹은 소비자 대표의 참여가 보장되어 있습니다. 이 1명의 비전문가가 할 수 있는 일이 많지는 않지만 그 한 사람의 목격과 증언이 전문가들의 담합이나 전횡을 막을 수 있는 최소한의 제도적 장치라는 것은 시사점이 큽니다.

백신의 필요성, 백신 접종의 결정, 그리고 그것을 의무로 정하는 것 혹은 권고로 정하는 것 등등은 국민들의 정보, 참여, 동의도 뒤따라야 하는 과정입니다. 그러므로 공유되어야 할 많은 내용들이 있습니다. 우리나라에서도 누가 어떻게 참여하여 위원회가 구성되고, 시민이나 사용자 대표는 누구이며, 어떤 논의를 거쳐 결정되고, 우선순위 결정에서 중증 질환 혹은 중증 장애의 범위, 필수 노동자의 종류와 범위가 어떻게 적용되는지를 차근히 살펴보아야 할 것입니다.

새치기부터 신의 위원회까지

— 도덕 손상과 번아웃에 지쳐가는 의료진

백신이 병원에 도착하고, 각각의 사정에 따라 특별한 요구나 민원 사항들이 생겨나면 어떻게 대처를 해야 할까요? 우리나라에서도 질병관리청에 접종을 우선적으로 신청하는 민원이 여럿 들어왔다는 뉴스[12]가 보도된 적이 있습니다. 모두들 사연이 있습니다. 코로나로부터 더 빨리 안전하게 지내야만 하는 사연이 개인적으로도 있고, 직업적으로도 있습니다.

|| 에피소드 #3 || 하인츠를 어떻게 할 것인가

심각한 희귀 질환을 앓고 있는 하인츠의 아내는 코로나에 감염될 위험이 크고, 감염이 되면 죽을 가능성이 높습니다. 시립병원에 전화를 걸어 백신 접종의 순서를 물었더니, 아직 몇 달을 더 기다려야 한다고 합니다. 80대 이상의 노인들부터 시

---

12 『서울경제』, 「질병관리청에 "코로나19 백신 우선 접종" 민원 봇물」, 2021.1.13.

작하는 접종 계획에 따르면 40대 후반인 하인츠의 아내에게 돌아올 순서를 알기란 불가능한 상태입니다. 여러 차례 병원에 사정을 이야기하고 부탁을 하였으나 소용이 없었습니다. 아직은 증상이 경미하나, 혹시 모를 갑작스러운 아내의 죽음이 걱정된 하인츠는 며칠을 고민하였습니다. 그리고 백신을 훔치려고 하다가 잡히게 되었습니다. 이 소식은 언론에 알려졌습니다.

그런데 인터넷에서 누군가가 하인츠 아내에게 백신을 맞혀주고 하인츠를 풀어주자는 구명 운동을 시작하였고, 순식간에 10만 명이 훌쩍 넘는 사람들이 서명하였습니다.

반대의 여론도 만만치 않았습니다. 현재 사회가 가진 백신은 한정되어 있고, 취약한 사람은 많고, 또 그 취약한 자신의 가족을 잃지 않고 싶은 사람도 많은데, 하인츠는 명백한 사회적 약속을 어긴 것이고 도둑질을 한 것이므로 처벌해야 한다는 의견에도 10만 명이 서명한 상태였습니다.

양쪽 여론이 팽팽하니까, 경찰은 난처해지기 시작했습니다. 연일 언론에서는 아내를 지극히 사랑하는 하인츠에게 인도적으로 백신 접종 순서의 예외를 허하라는 주장이 보도되고, 경찰서와 법원 앞에서는 백신 강도 하인츠를 처벌하라는 시위자들이 줄을 서고 있었습니다. 어떻게 해야 할까요?

(1) 윤리적 논쟁을 불러일으키는 현상들

'누구를 먼저 살릴 것인가'에서 '누가 먼저 맞을 것인가'로

21세기 첨단 과학을 자랑하고 있는 우리 시대에 대량으로 발생한 감염 환자로 인해 의료 시스템이 붕괴된 경험은 아주 곤혹스러웠습니다. 그로 인해 엄청난 사망 환자를 겪고 있는 의료진은 크나큰 상처를 받았습니다. 병원 내 다양한 노동자와 관련 전문가들도 마찬가지로 많은 상처를 받았습니다. 미국, 이탈리아, 영국 등의 의료진 사이에서는 자살, 외상 후 스트레스 장애, 도덕 손상moral injury 같은 현상이 두드러지게 나타나고 있습니다. 특히 감염 환자가 대량으로 발생할 때는 인공호흡기의 부족으로 과거 '신의 위원회'로 불렸던 오래된 악몽을 떠올려야 했습니다.[13]

제한된 의료 자원으로 인해 누구를 살릴 것인가를 정해야 하는 도덕적, 윤리적 부담을 떠안아야 하는 의료진, 병원 행정가들, 정책 당국의 어려움은 악몽 그 자체였다고 할 것입니다. 우리나라는 다행히 초기 대구에서의 대량 환자 발생 사태를

13 『문화일보』, 「의료기술 발달 새 고민 불러 '누구 살릴까' 위원회 구성도」, 2003.1.22.

제외하고는 그렇게 임계점을 넘은 경험을 하지는 않았습니다.

백신이 개발되고 접종이 시작되면서 새로운 윤리적 갈등은 사람들, 특히 병원 내 일부 의료진에게 큰 유혹과 분열의 위기가 되고 있기도 합니다.

몇 차례에 걸친 대유행의 파도가 밀려올 때마다 빠른 시간 내에 정비되지 못한 의료 체계와 병원 내의 체계 속에서 누구를 먼저 살릴 것인가로 고뇌하면서 갈등을 빚었던 의료진은 다시 누가 먼저 백신을 맞아야 하는가로 내부적 갈등을 빚고 있습니다. 이 갈등은 사회 거대 집단 간의 갈등뿐 아니라 병원 내부의 갈등이 되기도 합니다.

이미 미국의 스탠퍼드 병원에서 코로나바이러스 환자를 직접 진료하는 전공의와 펠로들이 백신 우선 접종에서 제외된 일이 언론에 크게 보도된 바가 있습니다. 잘못된 알고리즘으로 인하여 백신 1차 접종에서 전공의 7명만 접종하고 나머지가 모두 제외되자 수많은 전공의와 펠로들이 분노하여 집단 행동을 하게 된 것입니다. 결국 명성에 빛나던 스탠퍼드 메디컬 센터 당국은 공식 사과를 하고, 새로운 접종 계획을 세워야 했습니다.[14]

....

14 『The New York Times』, 「Frontline workers were left off the vaccine list at
   Stanford Medical Center in Palo Alto. They fought back.」, 2020.12.18.

뉴욕주에서는 병원마다 백신이 도착하자 사람들의 심장은 뛰기 시작했습니다. 어떤 병원에서는 사회복지사들이 새치기를 원했고, 어떤 병원에서는 마취과 의사들이, 어떤 병원에서는 성형외과 의사들이 자신들의 백신 접종 순위에 불만을 제기하고 순위 조정을 요청하거나 새치기를 하는 사태가 벌어졌습니다.[15]

결국 뉴욕주 앤드루 쿠오모 주지사는 백신 새치기 접종을 범죄로 규정하고 최대 100만 달러에 해당하는 벌금을 부과하기로 했다고 발표했습니다.[16]

텍사스주에서는 한 의사가 사용 후 폐기될 예정이지만 일부 용량이 남은 백신 주사약을 개인적으로 가져가는 일이 발생했습니다.[17] 물론 이 의사가 백신 접종의 순서를 어긴 것은 윤리적 위반에 해당합니다. 하지만 미국의 한 작은 도시에서 일어난 이 사건이 전 세계의 뉴스가 되는 것은 백신 절도에 대한 사람들의 민감함 때문이었을 것입니다.

15 『조선일보』,「백신 앞에 무너진 '코로나 동지애'…美 의료진도 새치기 판쳐」, 2020.12.25.

16 『중앙일보』,「하다하다 웃돈 내고 '백신 새치기'…뉴욕선 벌금 10억 때린다」, 2020.12.29.

17 CBS News,「Texas doctor accused of stealing COVID-19 vaccine to give to his family and friends」, 2020.1.22.

이런 일련의 사태들을 보면서 의료진은 난감함을 겪습니다. 그리고 백신을 직접 다루거나 보관하거나 전달하는 여러 관리 과정에서의 책임과 갈등에 대해서도 상당한 부담감을 갖습니다. 이 피로감들이 의료진, 의료 관련 행정가들을 지치게 할 것입니다. 주변에서 특히 과학에 의거하지 않고, 법에 의거하지 않고, 돈이나 인맥으로 접근하는 시도가 있을 때마다 힘든 시간이 될 수 있으므로 이에 대한 철저한 원칙이 필요할 것으로 보입니다.

(2) 번아웃을 넘어 도덕 손상으로 괴로워하는 의료진

도덕 손상 상태의 의료인들

2회 접종인 백신의 2회차 백신이 도착하지 않아 접종 대상자들의 일정을 몇 번씩 조정한 의료인들은 괴로운 심정이라고 합니다. 영국의 의사들은 본인들이 마치 시민을 대상으로 사기를 치고 있는 것 같은 기분이라는 것이지요.

의료계의 붕괴에 따른 갈등, 백신 접종의 우선순위 갈등에 이미 지친 의료인들이 이제는 백신 구하기 전쟁에 뛰어들어야 할 것 같은 상황에서 괴로워한다고도 합니다. 갈수록 의료 상황이 좋지 않고 사망자가 늘어나고 있는 영국에서는 의료진이 마치 자신이 잘못된 전쟁에 뛰어들어 시민들을 혼란에 빠지게 한 것은 아닌가 하는 자책감에 고통스러워한다고 합니다.

'도덕 손상'이란 무엇인가?

'도덕 손상'은 최근에 의료계 안에서 강조되고 있는 개념입니다. 도덕 손상이라는 용어는 전쟁에서 군인들이 합법적 명령에 따라 저지른 부당한 행위로 도덕적으로 갈등하고 붕괴하는 반응을 진단하기 위해 처음 사용되었으나, 최근에는 의료 현장에서 환자들에게 일어나는 죽음을 막지 못한 의료인들의 괴로움을 이야기할 때도 적용되고 있습니다.

코로나19 같은 상황에서 의료인들은 그동안 배워왔던 품위 있는, 양질의 돌봄과 치료를 제공하지 못하는 현실에 상당히 괴로워할 수밖에 없습니다. 이로 인해 미국의 의료진 중 자살을 선택한 분들도 있습니다. 지금도 정부의 백신 방침에 대한 불만과 내부 갈등, 환자들에 대한 안타까움과 괴로움, 백신에 대한 거부와 망설임 등 다양한 상황들이 도덕 손상을 불러오고 있고, 따라서 의료진과 관련 정책가들을 위한 지원 대책이 필요하다고 할 수 있습니다.[18]

원래 이 개념을 최초로 만든 사람은 1990년대 미국의 정신과 의사 조너선 셰이Jonathan Shay였습니다.[19]

그는 트라우마를 겪고 나서 지치고 화나고 괴로워하는 특징이 외상 후 스트레스 장애와는 다르고, 또 일을 지나치게 많이 하면서 소진되는 것과도 다른 현상임을 발견하고 이를 도덕 손상이라 불렀고, '흔히 위험한 상황에서 합법적 권위를 가진 사람 혹은 기관의 명령이나 지시에 의해 자신의 도덕적 신

---

18 NursingCenter, 「Beyond Burnout – The Moral Injury of Health Care Today」, 2020.12.11.

19 VOA, 「The Shay Moral Injury Center」

넘과는 다른 일을 하면서 벌어진 일로 인한 심리적 고통, 괴로움, 죄책감들과 연관된 현상'이라고 정의하였습니다. 즉, 코로나바이러스 팬데믹이라는 위험한 상황에서 정부의 지시에 의해 특정한 처치나 시술을 했는데, 그 처치나 시술은 본인의 양심과는 일치하지 않았던 것이었으나 수행을 했고 이것이 환자나 시민에게 고통으로 전가되었을 때, 의료인들이 이에 대해 화가 나고 수치스럽고 죄책감에 시달리는 것을 말합니다. 이 현상이 외상 후 스트레스 장애와 다른 점은 다음의 표로 간략히 설명할 수 있습니다.

도덕 손상과 심리 트라우마의 차이점 [20]

	외상 후 스트레스 장애	도덕 손상
사건	위협적 사건, 위협적 손상	신념, 가치를 위반하는 자신의 행동 혹은 관련된 행동
사건에서의 역할	피해자, 목격자	가해자, 목격자, 피해자
지배적 고통	불안, 공포, 무력감	수치, 죄책감, 분노
잃은 것	안전	신뢰

....

20 김현수, 「도덕 손상」 강의(미발표 자료)

도덕 손상의 회복은 신뢰의 회복이고, 국가나 상부 기관에 의해서 잘못 내려진 명령이나 조치가 정정되고 본인의 명예나 행위가 회복될 때 일어날 수 있습니다. 현재 코로나바이러스로 인한 우리의 의료 체계, 백신 체계, 방역 체계, 그리고 각 병원에서의 운영 체계와 그 안에서의 역할 분담이 잘 이루어져서 양심적인 의료인이 소신을 가지고 일할 수 있는 여건이 만들어지고, 그 과정에서 자신이 부당한 느낌을 받지 않게 되는 것이 중요합니다.

하인츠의 딜레마: 콜버그의 도덕 발달 단계

에피소드로 제시한 하인츠의 백신 절도는 '도덕 발달 단계론'을 제시한 로런스 콜버그의 딜레마 질문 예시에 등장하는 하인츠를 빌려온 것입니다. 콜버그는 도덕 발달 단계를 3가지 수준의 6단계로 발표한 바 있습니다. 도덕적 딜레마가 되는 이야기를 제시하고 이에 대한 이해, 해석, 내면화 수준, 반응 논리 등을 해석하여 도덕 발달 수준을 평가한 것이지요. 원래 제시된 하인츠의 딜레마[21]는 다음과 같습니다.

"유럽 어느 곳에선가 어떤 부인이 암으로 죽어가고 있었다. 그 부인을 살리는 약은 오직 한 가지밖에 없었다. 이 약은 같은 마을에 사는 어느 약제사가 발견한 일종의 라듐이었다. 그 약은 재료 원가가 비싸기도 했지만, 약제사는 약값을 원가의 10배나 매겨놓았다. 그는 라듐을 200달러에 구입하여 적은 분량의 약을 만든 후, 그 약에 2000달러를 요구한 것이다. 아픈 부인의 남편인 하인츠는 돈을 구하려고 아는 사람들을 모두 찾아다녔으나 약값의 절반인 1000달러밖에 마련하지 못했다. 남편은 약제사에게 부인이 죽기 직전이라는 사정을 설명하고 약을 싸게 팔거나 아니면 외상으로라도 팔아달라고 간청한다. 그러나 약제사는 '안 됩니다. 나는 이 약을 개발하기 위해 일생의 공을 들였고, 이 약을 통해서 돈을 벌려고 합니다'라고 대답했다. 절망한 하인츠는 마침내 약방 문을 부수고 들어가 부인을 위하여 약을 훔쳤다."(Colby & Kohlberg, 1987)

신의 위원회 God Committee 란 무엇인가?

1940년대 초보적인 기능의 인공신장이 개발된 이후 1960년대 들어 션트 (플라스틱 튜브를 손목의 동맥과 정맥 사이에 연결해놓는 방법)가 개발되면서 많은 환자를 살릴 수 있는 기회가 생기게 되었습니다. 이제 일주일에 2~3회의 투석을 통하여 생명을 연장할 수 있게 되었는데, 문제는 이 장비와 시스템을 운영할 수 있는 숙련된 의료진이 현저히 부족하다는 것이었습니다. 그중 시애틀의 인공신장센터에서는 가용 운영 능력을 최대한 확대해도 하루 최대 17명에 불과했는데, 환자들이 너무 많이 밀려오면서 대기 중인 상태의 환자들이 사망하는 일이 발생했습니다.

이런 상황에 닥치자 가장 시급하고 위중한 환자 17명을 선정하는 일이 너무도 큰일이 되기 시작했습니다. 이에 대한 부담과 갈등으로 고뇌가 커진 의사들은 시와 시 의사회에 건의를 하였습니다. 환자선택위원회를 다음과 같이 구성해서 환자를 선택해달라고 말입니다.

"환자선택위원회는 익명으로 정하고 익명으로 활동하도록 하는데, 7인 위원으로 한다. 그 위원은 성직자, 공무원, 은행원, 외과 의사, 변호사, 주부, 노동조합 위원으로 구성하고, 혈액 투석 전문의 2명이 이 과정에 조언하는 것으로 한다. 기본적으로 아이, 45세 이상을 제외한 사람들 중에서 혈액 투석할 환자를 정하되, 추첨으로 정하지 않기로 한다. 환자 선택에 대한 결정은 환자선택위원회에 일임하기로 하는데, 워싱턴주의 주민이어야 할 것, 나이, 성, 결혼 여부, 부양가족 수, 수입, 재산, 교육, 직업, 장래 가능성, 정서적 안정감 등을 고려하고 사회적 공헌도까지 고려해서 판단하기로 한다."

인공신장센터에서 환자선택위원회 운영에 대한 이런 내용의 건의가 있었다는 사실이 알려지자 언론은 시민들이 이 운영안에 강하게 반대한다고 보도하였습니다. 이 운영안은 지나치게 미국 중산층의 가치를 옹호할 뿐이라는 내용이었는데, 당시 미국에서 아주 큰 주간지 중의 하나였던 『라이프』는 "시애틀에서는 '신의 위원회'가 열린다"라고 비꼬았습니다.

이 사건 이후 제한된 의료 자원 안에서의 시술 결정은 의료윤리의 큰 주제가 되었습니다. 어떤 가치에 기반해서, 누가 소집되어, 어떤 과정에 의해 제한된 자원에 관한 결정이 이루어질 것인가 하는 것에 대한 아주 중요한 역사적 경험이었고, 지금도 우리에게 여러 교훈을 전하고 있습니다.

거부 혹은 주저 현상
─백신을 거부하는 다양한 이유들

백신이 개발되면 누구나 앞다투어 접종할 줄 알았습니다. 백신이 언제 나오느냐가 문제라고 생각했지요. 하지만 현실은 그렇지 않습니다.

미국의 카이저가족재단이 2020년 12월 말에 실시한 여론 조사를 보면, 백신을 거부하거나 조금 더 기다려보다가 접종하겠다고 답한 사람들의 비율이 무려 40퍼센트에 육박합니다. 미국 공화당 지지자들의 42퍼센트, 30~40대, 농촌 거주자와 아프리카계 미국인들의 35퍼센트가 백신 거부 의사를 밝혔습니다.[22] 이런 현상은 왜 일어나는 것일까요?

카이저가족재단이 백신을 접종하지 않겠다는 아프리카계 미국인들에게 이유를 물었더니, '백신에 대한 정보가 더 필요하다'고 생각하거나 '부작용이 걱정된다'고 답한 사람이 70퍼센트에 가까웠습니다. 50퍼센트는 '오히려 백신 접종 과정에서 바이러스에 감염될 위험이 커질 수도 있다는 걱정이 든다'

---

22 KFF, 「KFF COVID-19 Vaccine Monitor: December 2020」, 2020.12.15.

고 하였습니다. 아프리카계 미국인들에게는 의학적인 신뢰, 부작용, 백신에 대한 정보가 더 문제인 것이지요. 반면 공화당 지지자들이 백신을 맞지 않겠다고 하는 가장 큰 이유는 불신이었습니다. 정부에 대한 불신, 바이러스와 관련된 여러 정보에 대한 불신, 백신의 개발과 효과에 대한 불신, 백신의 부작용에 대한 불신 등 한마디로 미국 공화당 지지자들은 코로나바이러스와 관련한 여러 사태에 대해 음모론을 포함한 불신 패러다임을 갖고 있었습니다.

또 한편으로 백신에 대한 열광적인 지지를 보인 34퍼센트는 민주당 지지자이면서 65세 이상이고 백인이면서 고학력자들이 더 많은 것으로 나타났습니다.

이 통계 자체에서는 따로 분류되지 않았지만 백신 접종을 하지 않겠다는 그룹 내부에는 다양한 그룹이 속해 있을 수 있습니다. 건강하기 때문에 하지 않겠다는 그룹도 있지만, 백신 자체에 대한 반발감을 가진 반백신 운동가들도 소수 있을 수 있습니다.

최대한 백신 접종률이 높아야 집단면역에 도달할 수 있다는 여러 주장을 고려해보면, 현재 미국에서의 백신 접종에 대한 거부나 주저하는 태도는 상당히 곤혹스럽게 다가옵니다. 더불어 거부자, 기피자, 혐오자, 불안자, 공포자 등을 다양한 이해와 접근으로 설득해야만 집단면역에 도달할 수 있을 것입니다.

국내에서도 유명순 서울대 보건대학원 교수가 전국 성인 남녀 1094명을 대상으로 진행한 설문조사 결과가 있습니다.[23] 이에 따르면 우리나라 국민들의 80퍼센트는 백신 접종을 할 의사가 있다고 합니다. 백신 접종에 대한 신뢰나 순응도가 미국에 비하면 훨씬 높다고 할 수 있습니다. 그러므로 접종 수용의 문제는 크게 대두되지 않을 것으로 예견됩니다. 오히려 백신 배분의 공정성 문제가 대두될 가능성이 더 높다고 봅니다. 즉, 백신을 접종할 의향은 있는데, 국민들이 원하는 순서대로 백신이 조달되어 접종되지 않을 때 생기는 반발이 더 클 것으로 예측된다고 할 수 있겠습니다.

유명순 교수의 다른 조사에 대한 보도[24]를 인용해보겠습니다.

"1일 유명순 서울대 보건대학원 교수 팀이 1월 20~25일 성인 남녀 1016명을 대상으로 조사한 '코로나19 국민인식조사 결과'를 보면, 응답자의 46.8퍼센트만이 '접종 의향이 높다'고 답했다. 이어 '접종할지 말지 반반'이라는 응답이 37.5퍼센

---

23 『청년의사』, 「국민 60퍼센트 "코로나19 백신 지켜보다 맞겠다"」, 2021.1.14.

24 『한겨레』, 「20~30대는 백신 접종에 '신중'…고령층은 '접종 의향 커'」, 2021.2.1.

트였고, '접종 의향이 낮다'는 이들도 15.7퍼센트에 이르렀다.

연령대별로 보면 차이가 두드러졌다. 60대 이상 응답자의 57.4퍼센트가 '접종 의향이 높다'고 답한 반면, 20대와 30대는 32.4퍼센트와 32.5퍼센트에 그쳤다. 40대와 50대도 47.9퍼센트와 53.2퍼센트로 높은 편이다. 반대로 '접종 의향이 낮다'고 답한 경우는 30대가 24.8퍼센트로 가장 높았고 60대 이상은 9.1퍼센트였다.

또 개인이 백신 선택권을 가질 수 없다고 한 방역 당국 입장에 전체의 50.2퍼센트가 '동의한다'고 했다. '동의하지 않는다'고 답한 비중이 41.8퍼센트인데, 연령대별로 보면 20대와 30대가 45.3퍼센트와 47.8퍼센트로 비중이 컸다. 이에 견줘 40대 이상은 방역 당국 방침에 동의한다는 비중이 더 높았다.

유명순 교수는 '20~30대 젊은 층과 50대 이상의 고령층에서 백신에 대한 인식과 태도가 일관되게 다르다는 점은 향후 백신 및 코로나19 신뢰와 소통의 도전과제가 될 것으로 보인다'고 분석했다."

다른 나라와 비슷하지만, 젊은이들의 백신에 대한 태도와 고령자들의 백신에 대한 태도는 확실히 다릅니다. 우리나라는 비교적 접종에 대한 긍정적 방향이 상대적으로 더 높은 것으로 보입니다.

혜련은 어렸을 때 독감 예방 접종을 하다 이상 반응이 있었습니다. 그래서 접종에 대한 공포도 있고, 백신에 대한 신뢰도 없습니다. 그녀는 어른이 되어서는 독감 백신을 포함해서 그 어떤 백신도 접종해본 적이 없습니다. 사실 다른 약도 먹어본 적이 거의 없습니다. 그런데 그녀는 병원에서 코로나바이러스 환자, 가족과 유관한 행정 일을 하고 있기에 백신 의무 접종 대상이라는 통보를 받았습니다.

그녀는 그날 이후 공포와 불만, 그리고 반감이 커지기 시작했습니다. 일주일 후에 백신이 병원에 도착한다고 연락이 오자 잠도 잘 수가 없었습니다. 인터넷을 여기저기 검색해보니, 본인처럼 주사 공포가 있을 뿐 아니라 백신에 대한 신뢰 부족으로 자연 면역이 되기를 기다리거나 백신의 안전성이 확보된 다음에 접종하자는 사람들이 꽤 있다는 것을 알게 되었습니다. 그래서 병원에 접종을 미루고 싶다는 이야기를 하였으나, 병원에서는 의료진 및 행정직 접종에 대한 원칙은 변함이 없다고 말했습니다.

결국 혜련은 사표를 내기로 하였습니다. 백신 접종이 그녀에게는 마치 목숨을 내놓는 일처럼 느껴졌습니다. 취직은 다시 할 수 있지만 목숨은 하나니까요.

'서둘러 만들어진 새로운 유형의 백신을 빠른 속도로 접종하는 것만이 최선이냐'는 질문을 던지는, '조금 더 시간이 지난 후에 백신을 맞겠다'는 할머니가 계십니다. 이분은 현재 요양원에 계십니다. 요양원에서는 접종을 거부하면 퇴실을 해야 한다고 통보했습니다.

많은 사람들은 백신을 기다리지만, 적지 않은 사람들은 백신을 굳이 맞지 않아도 된다고 생각합니다. 이 할머니도 자신은 지금 아무 문제가 없으니 자신의 백신을 다른 분에게 양보하겠다고 하십니다. 이 입장이 완강하십니다. 어찌해야 할까요?

할머니와 이런저런 이야기를 나누다 보니 할머니께는 심한 주사 공포가 있었습니다. 그래서 건강하다는 평계로 최근 몇 년간 거의 의료 시술을 받아본 적도 없고 채혈도 해보신 적이 없는 채로 지내고 계셨습니다. 그래서 주사 공포가 없도록 백신 접종을 해드리겠다고 했더니, 고민해보시겠다고 하더라고요. 백신 접종을 안 하고 요양원에서 나갈 것인가, 아니면 백신을 접종하고 요양원에서 혼자 지낼 것인가. 결론은 주사 공포 없이 백신을 놓아줄 수 있으면 그렇게 하겠다고 하셔서, 비법을 써서 접종을 아주 잘해드렸어요.

(1) 백신 거부 현상, 어떻게 이해해야 할까?

백신 거부vaccine hesitancy란?

WHO에서 내린 백신 거부의 정의는 다음과 같습니다.[25]

"'백신 거부 혹은 주저'란 백신 서비스가 충분히 가능한데도 불구하고, 백신 접종의 수용 또는 거절이 지연되는 것을 말합니다. 백신 거부는 복잡하고, 맥락에 따라 다르며, 시간·장소의 영향에 따라 달라질 수 있습니다. 또한 백신 접종은 안주성, 편리함, 자신감과 같은 요소들에 의해 영향을 받을 수 있습니다."

호주 퀸즐랜드대학의 매슈 혼지Matthew Hornsey 교수 팀은 24개 나라, 5000여 명을 대상으로 백신에 대해 적극적 반대를 하는 사람들의 동기를 조사·연구한 바 있습니다. 그리고 이들이 백신을 거부하는 심리적 뿌리를 크게 4가지 군집으로 나누었습니다.[26]

....

25 Noni E. MacDonald, the SAGE Working Group on Vaccine Hesitancy, 「Vaccine hesitancy: Definition, scope and determinants」, 『Vaccine 33』, 2015.

26 Matthew J. Hornsey, Emily A. Harris ORCID Icon, and Kelly S. Fielding, 「The Psychological Roots of Anti-Vaccination Attitudes: A 24-Nation Investigation」, 『Health Psychology』 Vol. 37

- 음모론적 사고를 갖고 있는 사람들
- 개인의 자유를 침해하는 것에 저항하는 사람들
- 바늘이나 주사에 대한 공포가 있는 사람들
- 사회의 개인 통제, 위계 침범에 불만인 사람들

연구팀은 이 군집을 다른 특징으로 분류할 의미 있는 요인을 발견하기가 쉽지 않았다고 합니다. 또한 '이들은 과학적 지식이 전부 모자라고 계몽이 부족한가?'라는 질문에 대해 '꼭 그렇다고 보기는 어렵다'며, 따라서 과학적 교육만으로 이들의 간극을 좁히는 계획이 성공하기는 어렵다고 이야기했습니다.

현재 이 네 그룹의 군집이 있다는 것은 대체적으로 중요하게 받아들여지고 있습니다. 각각의 그룹에 대한 접근은 다른 동기 전략이 필요할 것입니다.

백신 거부의 스펙트럼

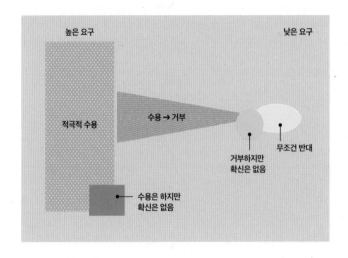

위의 그림처럼 백신을 거부하는 사람들은 다양한 스펙트럼상에 존재합니다. 강력한 안티백신 운동을 하는 활동가들만 있는 것이 아니라, 백신을 수용하지만 찜찜한 사람부터 백신을 그냥 지연하고 싶은 사람, 거부하지만 이유를 잘 설명할 수 없는 사람, 분명한 목적을 가지고 반대하는 사람까지 다양합니다. 그러므로 백신을 거부하거나 주저하는 사람이 어느 단계에 있는지를 우리가 알고 그 위치에 맞게 도움을 줄 필요가 있습니다.

거부하거나 주저하는 사람을 이해하기 위한 심리적 모델

백신 거부나 주저함이 생기는 이유는 다음과 같습니다.

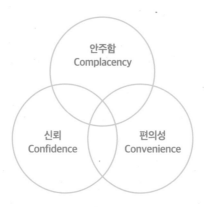

신뢰성이 없을 때

백신의 신뢰에 관한 문제는 (i) 백신의 효과성과 안전성에 대한 신뢰로 정의될 수 있으며 (ii) 보건 서비스 및 보건 전문가의 신뢰성과 역량, 그리고 (iii) 필요한 백신을 결정하는 정책 입안자의 동기를 포함하여 백신을 제공하는 시스템에 대한 신뢰로 정의되기도 합니다. 아마 이 부분이 백신 거부의 가장 큰 동기로 작용하는 핵심적 요인일 것입니다. 코로나와 관련한 백신 거부 현상에서도 안전성 문제가 크게 작용하고 있습니다. 빠른 개발로 인한 부작용 문제가 사람들의 불안과 불신을 초래하고 있습니다.

편의성이 떨어질 때

백신 접종의 편의성을 포함해서 가용성, 경제성, 비용, 지리적 접근성이 이 특성에 포함됩니다. 그리고 백신이 주는 효과를 이해할 수 있는 능력, 백신 서비스의 품질, 시간과 장소의 제공 등도 백신 접종 결정에 영향을 미치는 중요한 특성들입니다. 현재 코로나 백신의 경우는 대부분의 국가가 무료로 제공하며, 백신 접종의 장소와 예약에 대한 홍보도 개인 핸드폰으로 제공하는 등 백신 접종률을 높이기 위해 다양한 서비스를 제공하고 있습니다.

백신 없이도 안주할 수 있다고 생각할 때

백신이 크게 필요가 없다고 느껴지는 질환을 갖고 있거나 백신의 가치를 알 수 없다고 하는 상태에서 사람들은 백신의 필요성을 느끼지 못합니다. 역설적으로 아주 크게 성공해서 아무 문제가 없을 때 사람들은 백신을 더 접종해야 하는가 하는 생각과 함께 백신 거부를 시작할 수도 있습니다.

백신 거부자들의 백신에 대한 기본 개념은 신뢰도 없고, 편의성도 제공하지 않으면서, 불필요한 행위라는 것이 핵심입니다.

(2) 반백신 운동의 역사

WHO는 2019년 백신 거부vaccine hesitancy가 세계 건강 10대 위협 중 하나라고 지목하기도 하였습니다.[27] 우리나라에서는 그 운동이나 활동의 여파가 미미하지만, 미국의 일부 주와 유럽 일부 국가에서는 홍역의 재유행을 초래할 정도로 큰 우려를 낳고 있습니다.

지금 코로나 팬데믹 상황에서도 강력한 안티백신 운동이 펼쳐지는 곳도 있습니다. 여러 다양한 이유로 백신에 대한 거부와 주저의 스펙트럼이 다양하게 나타나고 있는데, 백신 접종 수용에 대한 초기 여론조사를 볼 때, 집단면역에 도달할 만큼의 만족스러운 백신 수용을 보여주고 있는 나라는 그렇게 많지 않습니다. 이로 인해 WHO를 포함하여 여러 나라의 보건행정 당국들은 백신 수용 설득을 위해 고심하고 있는 상태입니다.

조금 더 지켜보기를 바란다는 입장부터 백신에 반대한다는 반백신 운동가에 이르기까지, 백신에 대한 거부와 주저의

---

27 『Medigate News』, 「대기 오염·일차 의료·감염병·항생제 내성 등 세계 보건 문제는」, 2019.1.24.

스펙트럼은 다양합니다. 집단면역 혹은 백신 접종의 성공을 위해서는 이 백신 거부 혹은 주저의 심리와 현상을 잘 이해하고, 동시에 이들을 설득하고 참여시키기 위한 전략이 필요합니다.

'백신 접종 거부자'란 어떤 사람들인가?

백신을 강력히 거부하는 사람들이 있습니다. 이 그룹의 인구는 오히려 현대에 들어 소셜 미디어의 확산과 함께 늘어나고 있습니다. 이 운동을 열심히 하는 사람들을 '백신 접종 거부자anti-vaxxer'라고 부르기도 합니다.

이들은 백신에 의해 인류가 면역력을 잃고 있을 뿐 아니라 백신을 만드는 회사들의 주머니만 채워주고 있다고 비난하고 있습니다. 심지어 백신의 의무 접종이 질병을 만들었다고도 주장합니다. 그 결과 자녀들의 백신 접종을 거부해서 지역 사회의 다른 아이들까지도 감염되게 하기도 합니다. 성인으로서의 자신 또한 사회적 캠페인에 따라 권고하는 백신을 반대합니다. 반백신 운동가들의 영향으로 인해 다시 유행의 조짐을 보였던 질환 중 하나가 홍역입니다. 홍역에 대한 잘못된 정보의 영향으로 전 세계의 많은 부모들이 예방 접종을 하지 않았기 때문입니다.

이들에 의해 잘못 알려지면서 세계로 퍼진 홍역 예방 접종

과 백신에 대한 거짓 정보는 다음과 같은 8가지입니다.[28]

1. 백신은 자폐증을 유발할 수 있다.
2. 유아의 신체는 너무 많은 백신을 감당할 수 없다.
3. 질병은 백신이 도입되기 전에 이미 사라졌다.
4. 백신을 맞아도 효과가 없는 아이들이 많다.
5. 백신은 다국적 제약 회사의 음모다.
6. 백신은 서구 국가들의 지배 음모다.
7. 백신 성분 안에는 독소가 포함되어 있다.
8. 백신은 자국 아이들에게는 필요가 없다.

8가지 모두 근거가 없는 것으로 드러났고, 특히 홍역이 자폐를 일으킨다는 논문을 썼던 영국 의사 앤드루 웨이크필드는 의사 자격을 박탈당했습니다. 하지만 이 악의적 거짓 정보는 특히 개발도상국으로 확산되어 2020년에는 전년 대비 홍역 환자가 전 세계적으로 늘어나는 등 아이들의 생명을 포함한 막대한 손실을 일으키고 있습니다.

---

28 BBC News 코리아, 「홍역: 깜빡 속기 쉬운 백신에 대한 8가지 미신」, 2019.2.16.

반백신 운동의 초간략 역사[29) 30)]

신이 내린 형벌에 대한 인간의 개입

1700년대 말 제너에 의해 종두법이 나올 때 이미 백신에 대한 2가지 차원의 반발이 있었습니다. 하나는 왕실의 입장에서 더러운 소의 균을 이용하는 비위생적인 시술이라는 반발, 다른 하나는 신이 내린 형벌을 인간이 좌지우지한다는 종교적 반발이었습니다. 하지만 백신이 효과를 발휘하고 많은 생명을 살릴 수 있게 되자, 큰 호응을 얻었습니다.

개인의 자유를 박탈하는 강제, 강압 조치

백신의 효과가 증명되면서 영국에서는 1870년 천연두 백신을 의무화·강제화하는데, 이에 대한 반발로 반백신 운동이 본격화되고, 특히 영국에서 미국으로 피신하는 사람들을 통해 반백신 운동은 미국으로 확산이 됩니다. 집단면역의 효과가 주는 혜택을 과학적으로 충분히 인식하고 계몽하지 못한 까닭도 있었습니다. 아직은 그런 인식에 도달하지 못하였기 때문이었습니다.

....

29 김종현, 「안티백신 운동의 최근 동향 및 대처」, 『소아감염』, 2007.

30 『동아사이언스』, 「백신을 못 믿는 사람들」, 2017.7.26.

성찰을 해보면 반백신 운동의 깊은 뿌리 중 하나는 종교이고, 또 하나는 개인의 자유를 침해하는 강제 접종, 의무 접종에 있다고 볼 수 있습니다. 그리고 종교와 관련된 뿌리는 후에 음모론과 연관되기도 합니다.

백일해 백신 논문 오류

1970년대 초 『영국의학저널』에 백일해 백신이 뇌 손상을 일으킬 수 있다는 의혹을 제기하는 논문이 게재되면서 백일해 관련 예방 접종의 비율이 70~80퍼센트에서 40퍼센트대로 떨어지는 일이 생기기도 하였습니다. 지속적인 연구를 통해 백일해 백신과 뇌 손상이 관련 없다는 사실이 입증된 뒤에야 다시 접종률이 높아졌는데, 백일해 백신 접종률이 다시 91퍼센트까지 높아진 것은 한참 후인 1992년이었습니다.

홍역 백신 논문 사기 사건

1998년 2월 의학 저널 『랜싯』에는 자폐아 12명 중 8명이 MMR(홍역·볼거리·풍진) 백신 접종 후 자폐 증상이 나타났다는 영국의 앤드루 웨이크필드 박사의 논문이 실립니다. 이 논문은 새로운 백신 접종 반대 운동의 도화선이 되었습니다. 그 이후 영국의 MMR 백신 접종률은 급격하게 낮아졌고, 이로 인해 홍역 감염자가 늘어나면서 홍역 집단 감염이 현저히 높아졌습니다.

하지만 이 논문의 문제점은 곧 드러나기 시작했습니다. 2004년 영국 『선데이타임스』의 브라이언 디어 기자가 탐사보도를 통해 웨이크필드 박사가 MMR 백신 제조사를 상대로 법적 소송을 준비하고 있는 단체로부터 연구비 5만 5000파운드를 받았다고 밝힌 것이 큰 계기가 되었습니다. 그리고 연구에 맞지 않는 사례들은 의도적으로 제외해 결과를 조작했다는 사실도 밝혀지게 되었습니다. 그래서 『랜싯』은 2004년 웨이크필드 박사의 논문에서 일부 내용을 철회했고, 2010년 1월 28일에는 2년 반에 걸친 심의 끝에 웨이크필드 박사의 주장은 부정직하고 무책임하다는 결론을 내려 논문을 영구 철회했습니다. 더불어 2010년 5월에는 웨이크필드 박사의 의사면허도 박탈하였습니다.

그 이후에도 다양한 편견과 잘못된 이론들이 섞여서 여러 가짜 뉴스들이 떠돌고 있습니다. 그러다 보니 지역에 따라 집단면역에 실패해서 학교 전체 어린이들의 건강을 위협할 정도의 큰 문제로 발전하는 경우도 생깁니다. 학동기 아동의 의무 예방 접종 문제가 다시 중요한 사회적 의제로 대두가 되기도 합니다.

아프리카계 미국인들은
왜 국가적 백신 사업을 주저할까?

아프리카계 미국인들이 국가 공중보건 사업에 대해 큰 불신을 갖게 된 데는 이유가 있습니다. 바로 '터스키기 사건Tuskegee syphilis study' 때문인데요, 터스키기는 앨라배마주의 작은 도시입니다. 1932년부터 1972년까지 미국 공중보건국은 터스키기 주변에 거주하는 25~60세의 남성 가운데 412명의 매독 환자와 204명의 대조군을 선발하여 '비치료 생체 실험'을 진행합니다. 이 매독 연구 실험의 대상자는 모두 가난한 아프리카계 미국인 소작농들이었습니다.

미국 공중보건국 소속의 의사들은 이들에게서 정기적으로 채혈을 하고 뇌척수액을 검사해 그 변화상을 기록했는데, 일상생활에서 질병이 일으키는 변화를 관찰한다는 실험 목표를 철저히 수행하느라 이들에게 어떠한 치료도 제공하지 않았습니다. 심지어 1947년 페니실린이 나온 이후에도 질병의 자연적 경과를 위해 지역 의사들에게 공문을 보내 이들의 치료를 금하기까지 했습니다. 실험이라기보다는 범죄라고 할 수 있지요.

이 연구가 끝날 때까지 오직 74명의 피험자만이 생존해 있었다고 합니다. 피험자 중 28명은 매독으로 죽었고, 100명은 관련된 합병증으로 죽었으며, 그들의 부인 중 40명이 감염되었고, 그들의 아이들 중 19명이 선천적으로 매독에 걸린 채로 태어났다고 합니다.

이 연구는 임상연구에서 착취의 대명사가 되었고, 나치의 의사였던 요제프 멩겔레Josef Mengele의 실험에 비유되곤 합니다.

이후 미국 아프리카계 흑인들의 건강 행동, 공중보건과 관련된 사회학적 연구를 보면, 터스키기 매독 연구로 인해 많은 아프리카계 미국인들이 의료와 공중보건의 권위를 신뢰하지 못하게 되는 결과를 유발했다는 사실을 보여준다고 합니다. 또한 아프리카계 미국인들이 임상시험과 장기 기증에도 낮은 참여율을 보이고, 일상화된 예방적인 치료에도 주저하는 것에 대한 중요한 요인이 되고 있다고 합니다.

'터스키기 사건'과 비슷한 사례로 미국 공중보건국의 과테말라 매독 실험 사건[31] 과 애리조나주립대의 하바수파이 부족에 대한 사건[32] 이 있습니다. 피험자들에게 정보도 제공하지 않고, 동의도 받지 않았습니다. 비윤리적으로 행해진 이런 일들로 인해 특정 민족들에게 미국의 공중보건 사업에 대한 신뢰가 낮아지게 된 것입니다.

31 박진빈, 「터스키기 실험 사건의 역사적 기원」, 『의사학』 제26권, 2017.12.

32 『주간동아』, 「"내 암 조직으로 신약 개발?"」, 2015.12.29.

프랑스 국민들의 백신 거부는
어떤 기원을 갖고 있는가?[33][34]

프랑스의 백신 거부는 아주 심각한 상황인 것으로 알려져 있습니다. 다른 나라에 비해 현저히 백신 거부가 높고, 정부의 백신 정책에 대한 불신이 높습니다. 그래서 백신 접종 속도가 매우 느린 상태입니다.

프랑스 국민들의 백신 거부에 관한 언론의 여러 분석을 종합해보면, 크게 4가지 이유를 생각해볼 수 있습니다. 하나는 정치적 성향입니다. 극좌와 극우를 합하면 국민의 절반에 육박하는데, 이들이 모두 백신을 탐탁하게 여기지 않는다는 점이죠. 두 번째는 프랑스 보건부의 연이은 백신 정책 실패, 세 번째는 최근 코로나 백신 접종 행정에서의 실패라고 볼 수 있습니다. 그리고 네 번째는 반백신 운동이 활발히 전개되고 있기 때문이라고 할 수 있습니다.

첫 번째, 프랑스인들 중 극좌파와 좌파 중 상당수는 코로나 백신이 거대 제약사의 돈벌이 수단이라는 시각, 즉 경제적 음모가 백신의 뒷배경이라는 관점을 갖고 있습니다. 반자본주의적 태도를 지닌 프랑스 지식인들은 코로나 백신이 정부와 다국적 제약 자본의 음모적 행위에 불과하다는 입장에 있기에 백신 접종에 협조하기를 꺼립니다.

반면 극우파는 백신 접종을 정부가 의무화하고, 대중교통이나 공공장소

33 『조선일보』, 「'파스퇴르의 나라' 프랑스 왜 백신 불신하나」, 2020.12.5.

34 목수정, 「접종률 0.03퍼센트…프랑스인들은 왜 코로나 백신 거부하나」, 『오마이뉴스』, 2021.1.11.

를 이용할 때 백신 접종 확인증을 소지해야 할지도 모른다는 이야기에 폭발하고 말았다고 합니다. 백신 접종을 통해 정부가 개인의 자유를 통제하려 한다며 강력한 거부 반응을 보이는 것이지요. 그래서 에마뉘엘 마크롱 대통령은 의무 접종안을 바로 폐기했다고 합니다.

문제는 이 두 정파에 속하는 인구가 전체의 대략 40퍼센트를 넘어선다는 것입니다. 그들은 백신을 환영할 수가 없는 상태입니다.

두 번째, 프랑스 국민들은 국가의 백신 정책에 대한 신뢰도가 아주 낮다고 합니다. 보건부는 1990년대엔 간염 백신 부작용 사태를 잘 해결하지 못했고, 2000년대 신종 인플루엔자 팬데믹 때는 대량으로 구입한 백신을 제대로 사용하지 못하고 대부분 폐기 처분했기 때문에 정부의 백신 구매, 관리, 선택 등등에 대한 정책에 불신이 높다고 합니다.

세 번째, 프랑스 정부는 이번 코로나 백신 접종 정책에서 이미 큰 실패를 저질렀습니다. 백신 접종 전에 의사를 만나게 하고 두꺼운 설명서를 제공해 노인을 포함한 초기 접종자들의 불안과 불만이 높아진 것입니다. 결국 접종 첫 일주일 동안 프랑스 전역에서 백신을 접종한 국민이 500명대에 머무르는 최악의 사태를 겪었다고 합니다.

프랑스의 백신 거부 사태는 이미 예견 가능했습니다. 2018년 갤럽조사에서 전 세계 140여 개 나라 중 가장 낮은 백신 접종 수용률을 보였고, 2020년 여론조사업체 입소스와 세계경제포럼이 조사한 15개국의 백신 접종 수용도에서도 꼴찌(54퍼센트)를 기록했습니다. 인도(87퍼센트), 중국(85퍼센트)은 물론 영국(79퍼센트), 독일(67퍼센트), 미국(64퍼센트)보다도 두드러지게 낮았었지요. 앞으로 프랑스가 백신 접종률을 어떻게 높여가면서 코로나 감염 상황에 대처해나갈지 귀추가 주목됩니다.

마시거나 바르는 백신이 있다면?
— 주사 공포증의 심리 이해

대부분의 백신은 주사제입니다. 코로나19 백신은 아직까지 경구용 제작이 불가능하다고 합니다. 미국이나 영국의 데이터들을 보면, 뜻밖에 주사를 두려워하는 분들이 적게 잡아도 성인 인구의 10명 중 1명이라고 합니다.

주사를 두려워하는 분들에게는 백신 접종 그 자체가 큰 도전입니다. 그런 분들에게 여러 번 접종을 해야 항체가 생긴다고 하면 정말 괴로운 일이 될 것입니다. 다행히도 지금까지 소개되고 있는 코로나19 백신은 대부분 1회 혹은 2회 접종 용법입니다. 하지만 이조차도 공포와 회피로 우선순위를 미루는 분이 있으면 국가나 지역사회가 정한 백신 접종률 달성에 실패할 수도 있습니다.

|| 에피소드#6 || 주사를 맞으면 쓰러지는데

"백신 접종에 관한 뉴스가 나올 때마다 심장이 두근거리고

현기증이 나요. 주사기가 팔에 꽂혀 있는 사진이 보이면 약간 구역질도 나고요. 전에도 채혈을 하면서 쓰러진 적이 있어요. 백신을 맞다가 또 죽을 고비를 넘기느니…… 차라리 코로나를 가볍게 앓는 것이 낫지 않을까요? 또 쓰러질까 봐 모든 것이 두려워요."

이분은 특별한 기저 질환이 있지는 않습니다. 특정한 약물에 민감 반응이 있는 것도 아닙니다. 다만 주사에 대한 미주신경 실신 반응이 이전에 있었던 상태입니다. 하지만 실신과 그로 인해 응급실에 갔던 경험으로 지금 접종을 몹시 두려워하고 있습니다. 진단을 하자고 하면 정신건강의학과의 특정 공포증, 주사 공포증에 부합됩니다. 코로나19 백신, 이분에게는 어떻게 접근을 해야 할까요?

(1) 주사 공포증, 무엇이든 물어보세요 [35] [36] [37]

주사 공포증의 종류

주삿바늘이 무서울 수도 있고, 주사를 맞는 것이 무서울 수도 있습니다. 주사 공포증은 주사나 피하주사 바늘과 관련된 의료 시술을 경험할 때 느끼는 극심한 공포를 말합니다. 때때로 이 두려움은 극도로 강렬할 수 있어서 실신을 유발하는 경우도 있습니다. 이 공포를 조금 더 세부적으로 다음과 같이 나눌 수 있습니다.

belonephobia : fear of needles	주삿바늘 자체에 대한 공포증
aichmophobia : fear of pointed objects	뾰족한 물체에 대한 공포증
trypanophobia : fear of injections	주사 접종에 대한 공포증

35 Everett H. Ellinwood, James G. Hamilton, 「Case report of a needle phobia」, 『Journal of Family Practice』, 1991.4.

36 James G. Hamilton, 「Needle Phobia - A Neglected Diagnosis」, Journal of Family Practice, 『REVIEW』, 1995.8.

37 Jerry Emanuelson, 「The Needle Phobia Page」

주사에 대한 공포 반응이 문제가 되는 이유는 백신 접종 거부, 혈액 검사 거부, 더 심한 경우에는 모든 의료적 시술을 피하게 만들기도 하기 때문입니다. 따라서 이로 인해 막대한 피해를 입거나 심각한 문제를 만들 수 있습니다.

백신 접종에 대한 순응도를 높이기 위해 영국이나 미국, 그리고 WHO의 행동전략팀들은 적어도 백신 접종률을 10퍼센트 더 높이려면 이 주사 공포증 환자들에 대한 접근을 효과적으로 해야 한다고 주장합니다.

얼마나 앓고 있나?

미국 성인의 최소 10퍼센트가 주사 공포증을 갖고 있는 것으로 추정되며, 진료 자체를 기피하는 환자들의 경우는 전혀 기록이 없기 때문에 실제 환자 수는 그보다 더 많을 것으로 보입니다.[38] 영국에서는 성인 인구의 3.5~10퍼센트가 해당하는 것으로 이야기하고 있습니다.[39]

---

38 『healthline』, 「Trypanophobia」, 2018.9.18.

39 BBC News, 「Covid-19 vaccination: Needle phobia – it's the jab, not the vaccine, some fear」, 2020.12.17.

원인

현재 주사 공포증을 갖게 된 사람들의 원인 기전은 불분명합니다. 이 공포증의 발달을 초래하는 특정 요인에는 다음과 같은 것들이 연관되어 있다는 것을 추정하기만 합니다.

- (유전적 또는 학습된 행동을 암시하는) 공포증의 가족력
- (가족력이 없지만) 어린 시절의 공포증
- 예민한, 억제적인 또는 부정적인 기질
- 부정적인 의학 정보나 의료 경험
- 특히 주삿바늘에 대한 공포가 있는 경우는 다음의 경험을 가진 경우

  그리고 그 원인은 다음과 같이 추정해볼 수 있습니다.

- 바늘에 찔렸을 때 혈관 반사 반응을 일으켜 실신하거나 심한 현기증을 일으킨 경험
- 바늘을 보고 유발될 수 있는 고통스러운 주사의 기억과 같은 나쁜 기억과 걱정
- 의료 시술에서의 공포 경험 혹은 저체온 경험
- 통증에 대한 과민감성(이것은 유전적인 경향이 있고 바늘과 관련된 의료 시술 동안 높은 불안감, 혈압 또는 심박수를 유발함)

   - 주사를 맞은 뒤 신체적으로 강박당하는 등 통제나 구속
     을 당한 경험이 있거나 혹은 목격한 것과 관련된 두려움

증상

주사 공포증의 증상은 다양합니다. 바늘을 보거나 바늘과 관련된 시술, 접종, 채혈 혹은 검사를 받아야 한다는 말을 들을 때 나타날 수 있습니다. 증상은 흔히 다음과 같습니다.

   - 쓰러질 것 같은 기분, 심하면 미주신경 실신
   - 근심, 걱정, 심하면 공황 발작
   - 회피, 도주하고 싶은 심정
   - 피해나 폭력을 당할 것 같은 두려움
   - 불안, 식은땀, 가슴 뜀 등의 신체·심리 불안 증상

(2) 주사 공포증은 어떻게 치료할까?[40]

주사 공포증 환자들에 대한 배려, 친절한 안내와 같은 따뜻하

---

40 위키피디아

고 호의적인 분위기가 기본적으로 중요합니다. 신뢰를 주는 분위기 역시 중요합니다. 일부 주사 공포증 환자들은 권위적이거나 억압적 접근에 대한 공포가 크므로 이를 고려하는 것도 중요합니다. 현재 제안된 여러 치료법들은 단시간에 적용될 수 있는 방법부터 심리 치료에 이르기까지 다양합니다.

통증이 두려울 때

통증이 두려운 경우엔 통증을 없애주는 패치나 크림을 바르고 주사를 맞을 수도 있고, 주사가 아닌 다른 방법으로 시술을 할 수 있다면 도움이 됩니다. 웃음이 나오는 가스를 살짝 분무할 때도 있다고 해요.

그래도 불안하면

작용 기간이 짧은 약물을 복용할 수도 있습니다. 항불안제의 처방, 벤조디아제핀계의 약물을 주사 처방 전후에 사용하여 도움을 받을 수 있습니다. 소량의 약물은 긴장을 완화해주고 불안을 줄여줄 수 있습니다. 단기간, 일회성으로 사용할 때는 마취성 크림처럼 큰 부작용은 없습니다.

주사 공포증을 스스로 극복하는 연습

첫 번째 : 긴장 활용법

실신하지 않기 위해 혈압을 정상 수치로 되돌리는 간단한 방법입니다.

1. 편한 곳에 앉으세요.
2. 팔, 상체, 다리의 근육을 팽팽하게 하고 이 긴장을 10~15초 동안 유지해보세요. 몇 초 동안, 혹은 당신의 얼굴에서 따뜻함을 느끼기 시작할 때까지 유지해보세요.
3. 긴장을 풀고 다시 편한 자세로 돌아가십시오.
4. 20~30초 후에 얼굴의 따뜻함을 느낄 때까지 두 번째에서 했던 긴장하는 절차를 다시 합니다.
5. 이 순서를 반복하여 힘주기를 다섯 번 연습합니다.
6. 일주일 동안 5회의 사이클로 하는 이 운동을 하루 3회씩은 연습해주세요. 두려움에 맞설 그날까지!

단, 이 운동을 하고 나서 두통이 생기면 얼굴과 머리의 근육이 긴장되지 않도록 주의하세요. 또한 건강에 문제가 있는 몸의 어떤 부분을 긴장시킬 때는 조심해주세요. 이런 문제가 지속되면 이 운동을 멈추고 주변의 전문가와 상의해보세요.

두 번째 : 이완을 위한 호흡법

등을 똑바로 하고 뻣뻣하지 않게 편안한 자세로 앉으세요.

어깨와 턱을 풀어주세요.

한 손을 배 위에 올려놓으세요.

길고, 느리고, 깊고, 부드럽게 숨을 들이마셔요.

입으로 코로 숨을 길게 내뱉어요.

당신의 배에 숨을 들이마시려고 노력하지만, 억지로 들이마시지는 마세요.

그냥 몸이 편안한 만큼 깊게 숨을 쉬도록 하세요.

이 과정을 다섯 번 충분히 길게 해주세요.

이 숨쉬기를 매일 3회씩 일주일 동안 해주세요. 두려움에 맞서야 할 그 날까지.

마지막 단계 : 두려움에 맞서기

일단 위의 연습들을 익히면, 다음 단계는 주사에 대한 두려움에 직면하는 것을 도전해보기로 합니다.

한 번에 한 걸음씩 작은 걸음을 내딛는 것이 중요합니다!

'공포의 사다리 오르기' 이용법

공포를 느끼는 주사와 관련된 모든 상황들의 목록인 '공포 사다리'를 두려움의 순서대로 배열하세요.

덜 두려운 것들을 사다리의 첫 번째 단계에 놓고, 하나씩 쌓아 올려서 공포 사다리를 완성해봅니다.

자, 이제 공포의 사다리를 올라가봅니다.

상황	공포 점수
주사를 맞는 것	10/10
주삿바늘을 실제로 보는 것	9/10
주사를 맞을 줄에 서 있는 것	8/10
주사를 맞으러 나오라는 소식을 듣는 것	7/10
주사를 맞는 날 아침에 출근하는 것	6/10
주사를 TV에서 보는 것	5/10

공포 사다리를 오르는 요령

1. 가장 덜 어려운 항목부터 시작합니다.

   (예를 들어 위의 표에 있는 '주사를 TV에서 보는 것'으로 시작합니다.)

2. 불안감이 최고조에 달한다고 느낄 수 있을 만큼 공포와 함께 지낼 충분한 시간을 계획하세요. 공포는 한동안 그 수준을 유지하다 점차로 줄어듭니다. 두려움과 함께 있는 것은 여러분이 불안감을 어떻게 느끼는지 볼 수 있게 해줍니다. 걱정은 시간이 지나면서 저절로 줄어든다는 것을 기억하세요.

3. 긴장 활용법 또는 호흡 운동을 사다리를 오를 때 함께 활용합니다.

4. 두려운 상황에 들어가서 불안감이 사라질 때까지 가만히 견디도록 합니다.

5. 숨쉬기 운동을 할 수도 있고, 휴식을 취할 시간을 가질 수도 있습니다.

6. 한 가지 상황에 자신이 있을 때 다음 단계로 올라가세요.

   다음 단계로 넘어가기 전에 한 가지 상황을 몇 번 연습해야 할 수도 있습니다.

거대한 음모가 시작된다?

—음모론의 이해

다음의 음모에 대해 어떻게 생각하시나요?

- 빌 게이츠는 중국 공산당과 관련되어 있다.
- 코로나바이러스는 빌 게이츠의 음모이다.
- 이미 빌 게이츠는 아프리카에서 많은 실험을 했다.
- 빌 게이츠는 바이러스를 퍼뜨린 다음 백신을 놓으면서 우리 머리에 칩을 심을 계획이다.
- 빌 게이츠가 계획한 지구를 위한 인구 축소 실험 중 하나이다.
- 결국 우리는 기술 부자들의 노예가 될 것이다.
- 이 계획의 이름은 빅 히스토리 프로젝트이다.

일단 빌 게이츠는 해명할 필요가 없는 뉴스라고 했다고 합니다. 중요한 것은 이런 음모성 가짜 뉴스에 대한 미국 국민들의 반응입니다. 야후 뉴스와 유거브YouGov의 설문조사 결과에 따르면, 미국인의 4분의 1과 공화당 지지자의 44퍼센트 이상이 빌 게이츠가 코로나19 백신을 이용해 사람들의 피부 아래 마이크로칩을 심으려 한다는 음모 이론을 믿는 것으로 드러났습니다. 공화당 지지자들의 백신 거부율은 이미 카이저가족재단의 조사에서 40퍼센트에 육박하는 것으로 나타난 상태입니다.

당신은 이 뉴스에 대해 얼마나 신뢰하나요?

코로나 팬데믹을 말하면서 백신에 관한 음모 이야기를 빼놓을 수 없게 되었다는 것이 참 아이러니인 것 같아요. 잘못된 정보와 가짜 뉴스도 문제인데, 가짜 뉴스 중에서도 가장 문제가 되는 것은 바로 이 음모론인 것 같습니다. 음모론은 백신 접종률을 낮추는 큰 요인이 됩니다. 그러므로 우리는 음모론에 대해서도 알아야 하고, 음모론에 넘어간 사람들을 설득할 방법에 대해서도 알아야 할 필요가 있습니다.

‖ **에피소드 #7** ‖ 빌 게이츠의 음모 이론, 한국에도 수입되다

다음은 국내 일간지에 보도된 내용입니다.[41]

....

41 『한겨레』, 「코로나 확산지 지목된 '인터콥 선교회'의 최바울은 누구?」, 2021.1.13.

"우리나라의 한 선교사는 '코로나19 바이러스가 마이크로 소프트 창립자인 빌 게이츠 등의 음모에 의한 것'이라고 주장했다. 그는 지난해 7월 경기도 한 교회에서 '사람의 미혹'이란 제목으로 설교하면서 '빌 게이츠를 비롯한 부자들이 '빅 히스토리 프로젝트'를 통해 교육과 사회 체계 변혁을 시도하고 있다'고 주장했다. 그는 2015년 빌 게이츠가 '앞으로 인류를 위협하는 건 핵폭탄이 아니고 바이러스'라고 말한 테드 강연을 예로 들며, 빌 게이츠 같은 기술 부자들이 코로나19 백신으로 사람의 디엔에이를 바꾸고 세계를 통제하려 든다고 주장했다. 그는 '백신을 맞으면 세계가 그들의 노예가 된다'고 말하기도 했다."

이 선교사의 이야기를 들은 분들은 어떻게 했을까요? 이분들의 상당수가 백신에 대한 불안에 관해 이야기를 전파하기 시작했을까요? 백신을 맞으면 칩이 머리에 들어가고, 노예가 되고, 거기다 중국과 공산당에 연결이 된다는 생각으로 반대한다는 분이 우리 시민들 중에 얼마나 계실까요? 이 음모론이 우리나라의 코로나 접종에 과연 큰 장애물이 될까요?

최근 인터넷에선 코로나19 팬데믹 조작설을 주장하는 미국 민간단체 '세계 통제를 멈춰라 STOP WORLD CONTROL'가 제작한 동영상이 확산하고 있습니다.[42]

이 영상에서는 mRNA 플랫폼으로 개발된 모더나와 화이자 백신의 위험성을 집중적으로 부각합니다. 일부 국내 포털 TV 운영자들이 이 영상들을 공유하며 백신 반대 정서를 부추기고 있습니다. 하지만 대다수 전문가들은 이들의 주장이 대체로 사실이 아니거나 현실적으로 가능하지 않은 음모론에 가깝다고 말합니다.

mRNA 백신이 인체에 미치는 영향이 증명되지 않은 상태에서 긴급 승인이 났다는 주장이 있지만 작동 원리상 mRNA가 DNA 변형을 일으킬 가능성은 희박하다고 합니다. mRNA 백신은 근육 주사로 인체에 주입되면 세포 내 단백질 공장인 '리보솜'으로 이동해 항원으로 작용하는 코로나바이러스의 스파이크 단백질을 만들고, 이에 대항하는 항체를 생성토록 유도합니다. 많은 전문가들은 "mRNA는 세포 내부로 들어가지만 DNA가 있는 세포핵 안으로는 들어가지 않아 유전자

---

42 『국민일보』, 「번지는 '백신 음모론'… 당신의 공포심 노린다」, 2021.1.14.

에 영향을 미치지 않는다"고 설명하고 있습니다. 또 mRNA는 체내에 들어오면 본래 목적인 항원 생성 역할만 하고 대부분 수일 내에 분해돼 없어집니다.

'세계 통제를 멈춰라'가 제작한 영상에는 인체와 친숙한 하이드로젤에 바이오센서(일종의 생체 칩)를 장착해 백신과 함께 주입한다는 주장도 있습니다. 또 발광 물질인 '루시페레이스 luciferase'를 백신과 함께 주입해 백신 접종 여부와 신분 등을 확인함으로써 정부가 감시 사회를 만들려 한다는 주장도 퍼지고 있습니다. 이 또한 관련 연구원들은 "바이오센서 같은 첨단 기술은 이론적으로는 개발 가능하지만, 백신에 적용하는 것은 상용화된 바 없고 성공하기도 어렵다"고 말하고 있습니다.

과학으로 포장된 듯이 보이나 근거가 없다는 것이 음모론의 특징이라고 합니다. 영화에나 나올 법한 이야기가 현실에 등장하여 사람들에게 불안과 분노를 유발합니다. 그렇지만 그럴싸합니다. 그럴싸한 이 음모의 이야기들이 백신에 대한 신뢰나 백신 접종률을 떨어뜨립니다.

(1) 음모론은 접종률에 얼마나 영향을 줄까?

세계 최고의 악당이 되어버린 빌 게이츠

요즘 미국 공화당 지지자들에게 빌 게이츠는 인류에게 마이크로칩을 심어 노예로 만들고 세상을 정복하려는 악당 중의 악당입니다. 본인은 현재 이런 음모론에 관해 크게 반응하지 않는다고 합니다. 자칫 잘못 반응하면 음모론을 풍요롭게 할 수 있다는 판단하에 최대한 전문가들과 상의하여 반응을 결정하고 개인적으로는 반응하지 않는다고 합니다.

　미국 마이애미대학의 정치과학자 조지프 우신스키Joseph Uscinski는 빌 게이츠 음모론의 이유는 그가 이 문제와 가장 깊이 관련된 부자이기 때문이라고 진단합니다. 사람들이 연관된 소문을 만들어내기 쉬운 존재였을 뿐이라는 것이지요. 더불어 가짜 뉴스를 다루는 『First Draft News』의 로리 스미스 Rory Smith는 집단이 이 현상을 가장 그럴싸하게 이해하는 방식으로 스토리를 만들 때, 빌 게이츠를 연결하는 것이 가장 이해할 수 있는 방식이기 때문이라고 설명합니다. 전문가들은 빌 게이츠의 특성, 즉 억만장자, 전 세계를 연결할 수 있는 프로그램 개발자, 네트워크, 다양한 사회 활동, 백신에 관한 언

급, 아프리카 관련 활동 등이 이용될 뿐이라고 평가합니다.[43]

미국의 유명한 투자자 조지 소로스가 등장하는 음모론도 있습니다. 그는 트럼프의 일을 방해하는 음모를 꾸미는 사람으로 등장합니다. 억만장자이면서 민주당을 지원하는 셀럽이나 정치인, 후원자들은 언제든지 음모론의 배후로 등장할 예비 캐스트라고 할 수 있다고 합니다. 첫째, 영향력이 아주 크고, 둘째, 음모론자들의 반대편 진영에 있고, 셋째, 음모론자들이 싫어하는 행동을 하게 되면 음모론의 대상이 될 수 있는 것이지요.

접종 거부의 두 가지 큰 요인: 부작용과 음모론

영국 케임브리지대학 연구팀은 음모로 인한 스트레스와 대처 역량에 대한 조사를 발표한 바 있습니다.[44]

대상 나라는 영국과 미국, 그리고 아일랜드, 멕시코 및 스페인 등 5개 나라였고, 코로나에 대한 기초 지식과 더불어 사람들의 코로나19에 대한 믿음과 태도에 기반해 음모론에 얼마나 저항할 수 있는지를 조사해보았습니다.

---

43 BBC News 코리아, 「코로나19: 빌 게이츠는 어떻게 '코로나19 음모론'의 타깃이 됐을까?」, 2020.6.8.

44 『The Science Times』, 「코로나19 '음모론' 얼마나 믿나?」, 2020.10.15.

결론부터 말씀드리면, 음모론에 대한 영향을 조금이라도 받으면 접종 역량이 확 줄어든다는 것이 확인되었습니다. 5개 국가의 대다수 사람들은 잘못된 정보를 신뢰할 수 없다고 판단했으나, 특정 음모론은 많은 사람들에게 깊은 뿌리를 내리고 있음이 발견되었습니다. '우한 음모론'에 이어 전염병을 전파한 이유가 '세계적으로 백신을 강제 접종하려는 계획의 일부'라는 설이 흘러나왔었는데, 멕시코에서는 조사 대상자의 22퍼센트, 아일랜드와 스페인, 미국에서는 18퍼센트, 영국에서는 13퍼센트가 신뢰한다고 답했습니다. 이 연구 결과에 따르면 음모론과 '백신 거부' 간에 명확한 연관성이 있는 것으로 나타났다고 합니다.

논문 공저자이자 '케임브리지 사회적 의사결정 연구소' 소장인 샌더 밴더린덴Sander van der Linden 박사는 "어떤 잘못된 주장들은 상당수의 대중에게 지속적으로 신뢰할 수 있는 것으로 간주된다. 분석 결과 평균적으로 잘못된 정보의 신뢰도가 7분의 1 증가하면 백신 접종에 동의할 가능성이 거의 4분의 1(23퍼센트)로 떨어졌다. 마찬가지로 음모론의 신뢰도가 1점 증가하면 어떤 사람이 친구나 가족에게 백신 접종을 권할 가능성이 평균 28퍼센트 감소했다"라고 말했습니다.

이 밖에도 백신 음모론에 노출되었을 때 백신에 대한 위험, 무력감, 불신의 감정이 올라가고, 접종에 대한 의사가 낮아지는 결과를 보이는 것을 확인한 연구는 많았습니다.

이에 대해 유현재 서강대 커뮤니케이션학부 교수는 "음모론을 생성하고 확산시키는 이들을 일일이 규제하기란 쉽지 않다"면서 "결국 국민이 음모론이나 잘못된 정보를 가려낼 수 있는 '백신 리터러시' 수준을 갖추는 수밖엔 없다"며 "정부나 전문가들이 백신의 A부터 Z까지 설명하고 교육하는 기회를 많이 만들어야 한다"고 조언했습니다.[45]

앞의 연구에서 케임브리지대학 연구팀은 "과학자들에 대한 신뢰가 평균적으로 7분의 1 증가하면 예방 접종을 받을 가능성이 73퍼센트 증가하고, 다른 사람에게 접종을 권할 확률은 79퍼센트 늘어났다"고 밝혔습니다. 백신에 대한 과학적 교육과 과학자들의 신뢰를 향상하는 것은 접종률을 높이는 데 중요한 과정이라고 할 수 있습니다.

음모론의 영향은 왜 더 커졌을까?

아무래도 첫 번째 이유는 미국이라는 나라에서의 음모론 영향력이 커졌기 때문입니다. 많은 전문가들이 트럼프 전 대통령과 큐어논QAnon의 영향력을 꼽습니다.

두 번째로는 소셜 미디어의 발달과 활용을 들 수 있습니

---

45 『국민일보』, 「번지는 '백신 음모론'… 당신의 공포심 노린다」, 2021.1.14.

다. 특히 소셜 미디어의 생태계 안에서 허위 정보, 음모는 이전부터도 계속 문제가 되어왔습니다. 다양한 플랫폼 안에 여러 소모임이 배양되고 그 안에서 허위 정보와 음모론이 유통되는 것을 조절하거나 통제하는 것은 현재 거의 불가능한 수준입니다. 하지만 소셜 미디어나 플랫폼을 운영하는 회사들은 더 강한 책임감을 가지고 가짜 뉴스나 음모론에 대응할 수도 있습니다.[46]

현재 유튜브는 백신에 대한 가짜 뉴스나 음모론의 경우 광고를 중단하는 조치를 취했고,[47] 페이스북은 백신 접종을 반대하는 광고를 할 수 없게 한 상태라고 합니다.[48]

세 번째로는 지속적인 정보 교육의 부재입니다. 유튜브 채널 개설 이후 개인 방송이 기하급수적으로 증가하면서 쏟아지는 정보의 양은 이제 모니터링을 하기가 불가능할 정도입니다. 좋은 정보를 가려낼 수 있는 안목은 이제 다시 또 중요한 과제가 되었습니다. 그렇지 않으면 대다수가 음모론에 설득되어 고개를 끄덕일 수밖에 없습니다. 그러므로 정보에 대한 분

....

46 『infosecurity』, 「Why COVID-19 Vaccine Disinformation is a Key Risk in 2021」, 2021.1.12.

47 BBC News 코리아, 「유튜브: '반백신' 영상에 광고를 차단한다」, 2019.2.26.

48 『조선일보』, 「페이스북 "코로나 백신 접종에 반대하는 광고 삭제"」, 2020.10.14.

별력, 리터러시는 이제 현대인들의 평생교육 중 가장 중요한 교육 분야가 되어가고 있습니다.

(2) 음모론에 잘 빠지는 사람들

음모론과 음모론자의 특성

음모론은 행복하고 충만한 마음의 사람보다는 불만과 결핍, 지금의 현실을 받아들이기 어려운 사람들에게 더 잘 생긴다는 것이 정설입니다.

불확실한 상황에서, 연결고리를 찾기 힘든 상황에서, 자신에게 불리하기 쉬운 상황에서, 보다 이해하기 쉬운 이유를 찾고 있을 때, 마음에 드는 설명을 찾고 있을 때, 사람들은 음모론을 선택하여 확신을 갖게 된다고 합니다.

지금 내가 불행한 것은 무언가 정당하지 않은 어떤 이유 혹은 내가 모르는 어떤 정치적 작업, 즉 음모 때문이라고 생각하면 마음의 정리가 더 쉽게 될 수 있는 것이지요. 그런 점에서 음모는 선택하는 것이라고 볼 수도 있습니다. 선택한 신념인 것이지요. 선택을 하는 이유는 모르는 것보다는 편하기 때문입니다. 그렇기 때문에 음모론은 기본적으로 불신과 의심, 피해의식이 있는 편집적인 상태를 기본으로 합니다.

어떤 사람에게 음모론이 잘 생기는지 특성을 정리해봤습니다.[49]

- 과거에 공공기관으로부터 피해 경험이 있는 낮은 교육 수준의 사람
- 분석 능력이 부족한데 참을성이 없는 편인 사람
- 빨리 결론에 도달하고 싶고 확신하고 싶은 사람
- 소외감, 불안, 자신이 배제되었다는 느낌을 자주 받는 사람
- 사회가 고쳐져야 한다고 생각하고 있지만 무력감을 느끼면서 지내던 사람
- 자신이 상대편에 의해 잃어버리기만 했다고 생각하는 사람
- 상대편이 집권하고 있는데, 그들이 자신의 적이라고 생각하는 강한 편견을 갖고 있는 사람
- 집단 나르시시즘을 갖고 있는 사람, 즉 자신의 집단에 대한 편파적인 나르시시즘을 가진 사람

실제로 음모론을 주장하는 사람들을 인터뷰하고 심리 검사를 시행해본 결과에 따르면, 그들의 인성적 특성에서는 다

---

49 『verywell mind』, 「Why People Believe in Conspiracy Theories」, 2020.9.19.

음과 같은 요소가 높게 나왔다고 합니다.[50]

- 특권의식
- 자기중심적 충동성
- 냉정함
- 확신에 찬 불공정 수집자(불평 수집자)
- 우울함
- 불안감
- 편집적 사고의 특징을 보이는 성격 장애적 경향

　불평 수집자, 불만 수집자라는 표현이 있습니다. 프로 불만러라고 할 수 있는 분들이 음모론자가 되기 쉬운 성격에 적합하지요. 프로 불만러인 분들이 자신이 힘든 이유를 음모 탓으로 돌리고 상황이 그 음모를 중심으로 이해되기 시작하면 관점이 열리게 되고, 집단 나르시시즘을 공유한 소수 집단의 방식으로 상황을 공유하면서 음모론 집단으로 발전하게 됩니다.

음모론자들이 좋아하는 음모론의 10가지 특징

....

50 『The New York Times』, 「A Theory About Conspiracy Theories」, 2020.9.28.

『대중은 왜 음모론에 끌리는가』의 저자 테거는 음모론의 10가지 특징을 다음과 같이 정리하고 있습니다.[51]

1. 반증 불가능성: 음모론은 반증하기가 어렵습니다. 반증이 불가능한 것은 이론이 아닙니다. 궤변인 경우가 많습니다. 음모론은 많은 경우 반증이 불가능한 것이 많습니다.

2. 악마화: 음모론은 대상이 늘 악마입니다. 악마화의 대상은 유대인, 세계를 비밀리에 조종한다는 프리메이슨입니다.

3. 낙인찍기: 상대방을 낙인찍습니다.

4. 디테일 결정론: 링컨 대통령도 "악마는 디테일한 부분에 숨어 있다"라는 말을 했다고 합니다. 사소한 부분에서라도 자신들의 주장과 일치되는 부분을 운명처럼 찾아냅니다.

5. 잘못된 딜레마의 오류: '잘못된 딜레마의 오류'는 음모론에서 보편적으로 나타나는 또 다른 특징입니다. 모두 틀린 두 가지를 놓고 양자택일해야 하는 상황을 만듭니다.

6. 골대 옮기기: 음모론자들은 자신의 신념을 절대적으로 고수합니다. 상황이 틀리면 기준을 바꿉니다. 이런 논리의 오류를 '골대 옮기기moving the goalposts'라고 부릅니다.

---

51 『뉴스퍼블릭』, 「"대중은 왜 음모론에 끌리는가" – 음모론의 10가지 특성」, 2021.1.30.

7. 이익 논증의 오류: 이익과 손해가 동시에 발생해도 손해만 가지고 주장합니다.

8. 눈덩이 효과: 하나를 보고 전부를 믿게 되거나 혹은 그렇게 하라고 합니다. 일단 한 가지 음모론을 믿으면 그다음에 접하는 새로운 음모론도 쉽게 믿게 됩니다.

9. 귀납법의 오용: '귀납법의 일반화'의 핵심은 단순한 결론입니다. 귀납법에는 복잡한 결론이 필요하지 않으며, 개별적이고 우연적이고 일시적인 요인들을 가지고 결론을 내립니다.

10. 편집: 극도의 자신감과 자부심으로 무장한 편집적인 역사가로, 인류 구원의 확신에 찬 역사관을 갖고 있습니다.

음모론자들은 어떻게 도와야 할까?

음모론자들은 음모를 믿고 행동하면 한편으로는 안정되지만, 다른 한편으로는 불안을 느낀다고 합니다. 음모론을 지지하는 사람이 다수인 적이 없기 때문에 그들의 고립, 박탈, 외로움의 감정이 다시 강화되는 부정적 순환의 경험을 하게 된다고 합니다. 우리가 흔히 하는 말로 '악에 받친다'고 부르는 상태로 가는 것이지요.

이런 분들을 돕는 방법은 소속감과 연결감을 지속적으로 제공하는 길 외에는 없습니다. 꾸준한 정보 제공과 설득으로 음모론을 형성하게 된 관점에서 빠져나오게 도움을 주어야 합니다. 극단적인 행동에 대해서는 통제가 필요하지만 지속적인 교육과 변화를 위한 제안이 필요합니다.

그들의 믿음을 존중하면서 이에 대한 논쟁을 어느 정도까지는 진행할 수 있지만, 너무 위험한 수준까지 하는 것은 바람직하지 않습니다. 특히 우스꽝스러운 음모론을 조롱하는 것은 바람직하지 않습니다.

소속감이 높아지고 친밀감이 쌓이면 음모론 사고 자체가 감소한다는 연구 보고도 많습니다. 어찌 보면 고립과 피해가 음모론의 가장 큰 요인들인지도 모르겠습니다. 무언가 더 나아지려고 하는 사람들은 음모론을 포기할 가능성이 높습니다. 자신이 통제할 수 있는 것들이 늘어날수록 프로 불만러에서 만족하는 사람으로 바뀌어갈 가능성이 높기 때문입니다. 자율성과 소속감이 주는 효과가 그런 점에서는 음모론자에게 큰 치유 효과인 것으로 나타나고 있습니다.

모두를 설득하려면 필요한 것들
─수용과 설득의 심리학

코로나19의 종식을 바라는 전 세계인의 바람은 백신의 접종과 함께 더욱 부풀어 오르고 있습니다. 하지만 백신의 접종률을 높이는 일은 그리 간단하지가 않습니다. 이는 단순한 계몽만으로는 어렵고, 다양한 홍보와 캠페인, 넛지 전략까지 필요한 상황으로 판단되고 있습니다. 물론 백신의 공급과 접종에 대한 행정까지도 완벽해야 하겠지요. 백신의 접종을 안전하게, 무리 없이, 큰 갈등 없이 하려면 어떤 요인들이 작동해야 할까요?

현재 다행히도 첫 번째 허들은 넘은 것 같습니다. 우려할 만한 부작용의 출현 없이 백신 접종이 이뤄지고 있으니까요. 다음 허들은 백신 접종률 자체를 높여서 집단면역에 도달하는 지역, 사회, 국가가 나타나는 것이겠지요. 그래서 다른 지역이나 나라들에 희망을 보여주는 것이라고 할 수 있습니다. 과연 그것이 가능할까요?

연인 사이인 미키와 거스는 한 달째 서로 만나지 못하고 전화 통화만 하고 있다. 거스는 그린 패스포트를 갖고 있는데, 미키는 없기 때문이다. 거스는 유대인이고, 미키는 팔레스타인 이주자다.

이스라엘 정부는 모든 자국민들에게 코로나 백신 접종을 완수하였다. 그런데 아직 팔레스타인 사람들에게는 접종을 시작하지 않았다. 그린 패스포트를 갖고 있는 사람들은 도시의 모든 곳을 왕래하고 자유롭게 다닐 수가 있지만 그렇지 않은 사람들은 다닐 수 있는 지역이 제한되어 있다. 코로나바이러스 백신 접종 이후 사람들의 영토가 확고하게 나누어진 셈이다.

팔레스타인 사람들의 항의가 곧 시작된다고 한다.

거스는 미키에게 앞장서지 말라고 부탁했다. 조금만 함께 기다려보자고 했다.

(1) 이스라엘 '속도전'의 비결

이스라엘은 지금 가장 빠른 시간 안에 백신 수용을 보여주고 있습니다. 2021년 2월 중순까지 전체 인구 950만 명 중 40퍼센트가 1차 접종을 마쳤고, 2차 접종도 150만 명이 넘게 했습니다. 16~18세 이하의 인구를 제외한 성인 모두를 접종한다고 했을 때, 큰 변수가 없으면 아마 이스라엘이 세계에서 가장 빠른 접종과 함께 집단면역의 결과를 보여줄 것으로 기대됩니다. 어떻게 이것이 가능했을까요?

몇몇 언론의 분석에 따르면 공급적인 측면에서는 다음의 체계적인 준비 덕분이라고 합니다.[52]

- 발 빠른 백신 확보
- 공공의료 시스템을 활용한 접종자 확보
- 백신 물류의 세분화

또한 이스라엘은 빠른 백신 접종을 위한 캠페인을 벌이고,

---

52 『동아사이언스』, 「이스라엘은 어떻게 가장 빠른 속도로 코로나 백신을 접종하는 나라가 되었나」, 2021.1.3.

모든 국민이 법에 따라 공공의료 서비스 시스템에 등록하도록 하고, 이를 통해 문자메시지로 접종을 독려했다고 합니다. 2회 접종을 마친 사람에게 백신을 맞았다는 증명인 '그린 패스포트'를 발급하고 군 의료진을 투입해 백신 접종 속도를 높였다고 합니다. 영하 70도에서 보관하는 백신을 선적 단계에서부터 빠르게 세분화해 지역 곳곳에 보급하는 속도를 높인 것도 주효했다고 합니다.

- 전 국민 의료보험에 따른 기록의 확보
- 백신 접종 접근성 확대(드라이브 스루 형태의 접종)
- 백신 정보의 투명한 공개
- 적극적인 백신 조달

또한 위와 같은 접근 방안이 빠른 백신 접종을 가능하게 했다고 합니다.[53]

더불어 백신에 대한 가짜 뉴스, 음모성 댓글이나 부정적 여론에 대해 단호하게 대처하기도 했다고 합니다. 베냐민 네타냐후 총리 등 국가의 주요 관료들이 솔선해서 접종하는 등 백

53 『한국일보』, 「'코로나 백신 접종률 1위' 이스라엘서 배울 만한 비결 네 가지」, 2021.1.30.

신에 대한 전폭적인 신뢰를 보여주었다고 합니다.

백신 거부의 요소들인 불신과 불편함을 제거하고, 백신 접종자와 미접종자 사이의 간극을 그린 패스포트로 시각화하고 이에 대해 확고한 명예, 권한의 혜택을 제공함으로써 집단적 행동을 촉발하게 하는 행동적 넛지 전략에서도 성공했다고 보입니다.

또한 백신 음모론이 작동하지 않도록 정보를 투명하게 공개하고 더불어 가짜 뉴스와 잘못된 정보를 철저히 관리하며, 의학센터를 통한 적극적인 백신 리터러시 확대 등에 힘쓴 것도 도움이 되었습니다. 정치권에서는 여야가 일치해서 백신을 놓고 갈등을 벌이지 않았다고 합니다. 최근에는 '백신 맞지 말라'는 음모론을 퍼트리고 있는 의사의 면허를 취소했다는 뉴스도 나왔습니다.

(2) 접종률을 어떻게 높일 것인가?

다른 나라보다 많은 백신을 갖고 있다고 알려졌지만, 접종률의 속도가 나지 않는 미국은 고민이 많다고 합니다. 너무 많은 장애물들을 만나고 있기 때문입니다.

현재까지 드러난 문제를 열거해보겠습니다.

- 백신 접종 대상자의 등록에 대한 행정적 문제
- 접종과 관련된 온갖 인프라의 미확보
- 연방정부와 주정부 간의 갈등
- 주정부들의 우선순위 차이
- 백신 보관과 접종소 확보의 난항
- 백신 음모론 등의 가짜 뉴스, 오보 등
- 민족과 인종에 따른 백신 불신 및 거부자들의 저항 차이

한마디로 산적한 문제들 때문에 백신 접종을 해나가고 있기는 하지만 조용할 날이 없는 상태입니다. 그래서 다양한 분야에서 다양한 전략이 쏟아지고 있습니다. 국민의 참여를 높이기 위해 다음과 같은 행동 전략이 제안되기도 하였습니다.[54]

백신 접종 행정 간소화: 백신 접종 프로그램 가입 간소화

애플리케이션 하나로 신원 확인 등의 절차를 간단히 처리할 수 있게 해야 합니다. 문제는 스마트폰을 사용하지 않는 경

----

54 Kevin G. Volpp, George Loewenstein, Alison M. Buttenheim, 「Behaviorally
    Informed Strategies for a National COVID-19 Vaccine Promotion Program」,
    『JAMA』, 2020.12.14.

우, 특히 노인들의 접근이 어렵다는 것이지요. 이스라엘은 스마트폰 사용률이 높은 나라인 점도 아주 유리했다고 합니다.

백신 접종 및 관련 상담 무료화

현재 대부분의 나라가 백신 접종을 무료로 하고 있습니다. 그런데 일부 나라에서 백신 접종료, 백신 접종을 위한 의사 상담 등에 비용을 지급하게 해서 백신 접종에 대한 접근성을 낮춘 경우가 발생했다고 합니다.

백신 접종 장소 다양화

백신 접종에 대한 접근성과 편리성을 높이기 위해서는 접종 장소를 다양화하는 전략이 필요합니다. 이스라엘은 백신 접종을 드라이브 스루 형태로 했는데, 이것은 군 의료 체계를 동원하여 총력적으로 백신 접종을 했기에 가능했다고 합니다. 병원, 보건소에서만 하는 것이 아니라 동주민센터, 복지관 등 공공적 지원을 받을 수 있는 다양한 곳에서 접종할 경우 접종률을 높일 수 있을 것입니다.

백신 접종 조건화 그리고 이익화

백신 접종을 해야만 특정 시설을 이용할 수 있게 하는 방법으로 접종 이후에 주는 혜택이 커지면 백신 접종이 늘어나게 될 수밖에 없습니다. 유치원부터 다양한 학교들, 공공기관을 포함한 다중이용시설, 대중교통 이용 시에 백신 접종을 했다는 증명이 필요하다는 전략을 쓰자는 것입니다. 이것은 사실 거의 의무화 전략과 다를 바가 없는 조건이라 반발도 높을 것으로 예측하지만 효과는 아주 높을 것으로 생각합니다. 이스라엘은 그린 패스포트라는 정책을 적극적으로 활용했다고 합니다. 가장 강력한 넛지라고 할 수도 있습니다.

신뢰할 수 있는 리더 혹은 유명인들의 공개 지지와 참여

백신의 신뢰성을 높이는 가장 강력한 방법은 대통령, 국왕 등 국가 최고 지도자들이 먼저 접종을 하는 것입니다. 이미 많은 나라들이 시도했습니다. 또 유명 연예인들이나 정치인들이 접종하고 지지하고 참여하는 것도 큰 영향을 미칩니다.

백신 접종 신청자 우선권 부여 정책 활용

우선순위가 정해져 있다 할지라도 신청을 받아서 접종한다고 할 경우, 사람들은 우선권을 부여받기 위해 참여할 가능성이 높다고 합니다. 백신 접종의 참여가 낮은 지역에서는 우선권 부여와 이에 따른 인센티브를 제공한다는 규칙을 적용해서 접종률을 높일 수 있습니다.

(3) 지금 누구에게 무엇을 듣고 있나?

정부가 아니라 미디어다!

현대 감염병 팬데믹에서 매우 큰 어려움 중 하나는 범람하는 정보들의 문제입니다. 의도적인 가짜 정보, 의도적이진 않지만 정확하지 않은 정보misinformation 등 온갖 부정확한 뉴스를 포함한 가짜 뉴스fake news들이 백신 접종 시기에도 사람들을 혼란에 빠지게 하고 있습니다.

언론사도 문제입니다. 과학성, 투명성에 기초해서 백신에 대한 신뢰성이 획득되도록 뉴스를 보도해야 하는데, 백신 접종이 과학성보다는 정치성에 의해 결정되었다는 식의 보도가 잇따르면서 백신에 대한 신뢰도가 낮아졌다는 조사 결과도 있습니다.[55]

공화당 지지자이든 민주당 지지자이든 상관없이 78퍼센트의 미국인들은 FDA의 백신 승인이 과학적이라는 데 동의하기 어렵다는 의견을 갖고 있다는 조사 결과가 보고되기도 했습니다.

....

55 STAT, 「Poll: Most Americans believe the Covid-19 vaccine approval process is driven by politics, not science」, 2020.8.31.

백신 수용자와 백신 거부자들은 다른 매체를 보고 있습니다. 미국의 경우, 카이저가족재단에서 조사한 백신 수용자와 거부자들의 정보 취합 양식을 살펴보면, 백신 수용자들은 TV를 통해 얻는 정보가 훨씬 큰 반면, 접종을 거부하는 사람들의 경우는 소셜 미디어를 통해 정보를 더 많이 얻고 있는 것으로 보입니다. 그리고 이들이 보는 소셜 미디어의 채널은 아주 다양했습니다. 한마디로 말하면 미디어의 천국이라 할 수 있는 미국은 지금 정확하고 중요한 정보를 전달할 수 있는 믿을 만한 채널의 힘이 발휘되지 못하고 있고, 따라서 이를 판별할 수 있는 디지털 미디어 리터러시가 절실한 상황이라고 할 수 있습니다.

	최대한 빨리 맞겠다	기다리면서 지켜보겠다	필요한 경우에 맞겠다	절대로 안 맞겠다
케이블 뉴스	51	37	44	37
TV 뉴스	48	36	34	32
지역 TV 뉴스	42	41	40	28
소셜 미디어	25	37	26	40
신문	31	16	15	20
라디오	22	17	31	14
지역 신문	22	15	17	15

(단위: 퍼센트)

소셜 미디어 중에서는 페이스북을 통한 정보 공유가 가장 컸던 것으로 보입니다.

정부는 우리나라 국민들이 백신에 관한 정보를 어디서 어떻게 얻고 소통하는지 파악해 적극적인 활용이 필요할 것으로 보입니다.

리더들과 대화하라

백신이 정치적인 문제가 된 것은 현대사회의 특별한 현상입니다. 미국에서도, 프랑스에서도 백신은 이미 정치가 되었습니다. 혹은 종교적인 문제가 되기도 합니다. 빠른 접종이 진행되고 있는 이스라엘에서도 접종에 가장 비협조적인 집단은 보수적인 유대교인들이라고 합니다. 팬데믹이라는 현상을 해석하고 수용하는 차이, 또 집단적 백신 접종을 바라보는 문화 차이에 따라 일어나는 현상을 우리는 이해하고 그에 걸맞게 접근해야 합니다. 즉, 접종 허용과 금지가 종교 지도자, 정치 지도자, 지역 지도자, 부족 지도자, 인종 그룹의 지도자들에 의해 결정이 나기도 한다는 것입니다.

다음의 9가지 단계는 흔히 지역사회에서 소외 집단이 될 수 있는 집단을 참여시키는 과정입니다.[56]

------

56 APA, 「Building Vaccine Confidence Through Community Engagement」, 2020.

- 집단 대화에 초대할 것
- 각 집단의 요청을 충분히 들을 것
- 동반자 관계를 맺을 것
- 관계를 향상할 수 있는 조치를 할 것
- 지속적인 연계 방안을 만들 것
- 지역사회로 확대하는 방안을 만들 것
- 반대하는 입장에 대해 충분히 준비해둘 것
- 아동이나 청소년 혹은 다른 그룹을 포함할 것
- 다양한 협력 그룹을 지원할 것

우리나라야 현재 그럴 가능성이 높지 않지만, 만일 접종을 주저하는 집단이 있다면 그 집단의 지도자들과 대화하고 협력을 지원하는 접근이 필요합니다.

그분들이 종교 지도자라면 만나서 대화해야 하고, 그분들이 노인 지도자라면 또 만나서 대화를 해야 합니다. 환자 단체라고 하면 그분들과 만나야 합니다. 간병 단체, 필수 노동자 단체, 이주민 단체, 소수자 단체 등 과거 불평등이나 소외의 경험이 있었던 그룹에서 그 경험이 재차 강화되지 않게 하는 접근이 필요합니다. 백신 접종 이외의 정책에서 피해를 경험했던 집단에서도 이런 주장이 나올 가능성이 높으므로 미리 대비해도 좋습니다.

백신 접종의 의사소통 가이드 원칙[57]

1. 백신에 대한 신뢰를 높이려면 어떻게 대화해야 할까?

– 백신 접종을 통한 집단과 개인의 이익을 말해주세요.

– 하나의 백신이 안전하게 승인받는 과정을 설명해주세요.

– 백신에 대한 걱정이나 주저함이 있을 수 있다는 것을 인정해주세요.

– 나쁜 가짜 정보가 있다면 바르게 알려주시고, 좋은 과학적 정보를 얻을 수 있는 곳을 알려주세요.

2. 백신 접종률을 높이기 위해서는 어떻게 준비해야 할까?

백신 접종을 주저하거나 힘들어하는 분들과 함께 워크숍co-workshop, co-design을 하면 정말 큰 도움이 됩니다.

– 백신 접종이 하나의 사회 규범인 것 같은 문화를 만드세요. 주사를 맞았다는 스티커를 만든다든지, 주사 접종 인증으로 소셜 미디어 릴레이를 하면 효과적입니다.

– 백신 접종을 하면 생기는 혜택을 만들어보세요.

– 강제 혹은 의무 같은 강압적인 용어를 사용하는 것은 피하는 것이 좋습니다.

----

57 Wen-Ying Sylvia Chou, Caitlin E. Burgdorf, Anna Gaysynsky, Christine M. Hunter, 「COVID-19 Vaccination Communication」, 『NIH』, 2020.

- 단합 혹은 협력, 사회 통합, 모두를 위한 일 등을 강조해주세요. 분열, 분리, 그리고 특정한 그룹의 우월성 같은 이야기들은 피해주세요.
- 백신에 대한 과장, 축소, 확대 해석은 금물이고, 정확하고 투명하고 진실한 정보를 나누어주세요. 백신의 위험성을 축소하거나 이익을 과대평가하는 정보는 오히려 불신을 확대합니다.
- 각 집단의 문화적 특성이나 가치 등을 고려하고 존중해주세요.
- 각 집단에 창피나 수치심을 안겨주지 않도록, 특히 과거의 어떤 일들이나 극복해야 할 것을 극복하지 못했다는 식의 비난을 해서는 안 된다는 것을 명심해야 합니다.
- 명쾌하고 단순한 그림, 이미지, 경험적 언어를 사용하고, 짧은 동영상을 잘 활용해주세요.

그래도 접종하지 않겠다는 분이 있다면

코로나로 인해 작년부터 우리가 이해하기 힘든 많은 일들이 벌어지고 있습니다. 우리에게 더 우려할 만한 일들이 생길 수 있다는 것은 당연합니다. 그래서 이번에 개발한 백신에 대한 걱정이 클 수 있습니다. 주변에 백신에 대한 불신자, 거부자가 있나요? 그렇다면 백신에 대한 거부감, 불신의 이유를 들어주세요.

- 본인의 기저 질환에 대한 우려
- 알 수 없는 부작용에 대한 우려
- 백신 개발에 사용된 방법이 검증되지 않았으며, 테스트가 광범위하게 충분히 이뤄지지 않았을 수 있다는 우려
- 백신 개발에 대한 불신
- 백신 개발 관리를 하는 정부에 대한 불신
- 자유권의 박탈
- 음모론에 대한 우려 등등

다양한 우려에 대해 인정해주세요. 이야기를 들어주시고, 그런 걱정을 지금 우리도 조금씩은 모두 가지고 있다고 해주세요.
우려를 충분히 표현하게 해주세요.

그런 다음에 앞으로의 계획을 물어봐주세요.
위 대화를 나누는 동안 중립적인 입장을 취해주세요. 설득하는 대화가 아

니라 열린 대화, 경청하고 의견을 나누는 대화임을 강조해주세요(한 번에 설득하지 않고 조금씩 진보하는 대화가 될 수도 있으니까요).

충분히 듣고 본인의 생각도 말하되, 백신 접종의 필요성에 대해 과학적으로 승인된 정보에 기반한 설명을 해주세요.

상대방을 이해해보려고 충분히 노력했다는 입장을 전하고 생산적인 대화를 나누었다고 강조해주세요.

상대방을 설득하지 못했다면 다시 대화를 나누기로 하고, 향후 또 몇 가지 점에서 대화를 나누자고 해주세요.

예견된 분노를 차분히 가다듬기

이 책이 출간되는 3월 중순경에는 우리나라도 백신 접종에 관한 더 뚜렷한 계획으로 접종이 진행되고 있을 것입니다.

그리고 다른 나라들이 그랬듯이 여러 관련 프로그램도 나올 것이고 동시에 여러 뉴스들이 연일 나올 것입니다. 아마 접종률 소식이 스포츠 뉴스처럼 전달될 것이며, 부작용에 관한 소식도 전달될 것이며, 백신 효용론이 대두될 것입니다. 코로나 변이 바이러스에 대한 백신의 효능을 실험한 결과들이 여러 나라에서 곧 나타날 예정이고, 3월이면 이스라엘의 접종 결과도 나올 예정입니다. 그런데 나에게 백신은 언제 올까요?

여러분의 직업, 건강 상태, 나이, 우리나라의 백신 공급 행정 체계에 따라 다르겠지요.

아마 시간을 갖고 충분히 기다려보고 맞겠다는 분은 느긋할 테고, 급하게 빨리 맞겠다는 분은 조바심이 나는 상태가 될 것입니다. 세계 대표급 K방역이 세계 대표급 K접종으로 나아가기 위해서 국민의 협조가 필요하다는 정부의 홍보는 한층 강화될 것이고, 감염자 수는 오르락내리락하다가 4차 대유행이 곧 닥칠 것이고, 4차 대유행은 아마 백신 접종에 대한 갈등을 더 유발하겠지요. 접종률을 더 빨리 높이지 않고 뭐 하느냐는 국민들의 질타가 있을 수도 있고, 그 사이 우리나라도 이스라엘처럼 순식간에 드라이브 스루 형태의 접종으로 1차 접종을 끝낼 수도 있습니다.

그런 마음이 오락가락하는 상태가 여름 전후까지 이어질 것입니다. 그야말로 백신 스트레스가 하나 더 생기는 셈이지요. 앞선 나라들이 겪은 경험들을 정리하면 다음과 같습니다.

- 백신은 하나의 희망이자 하나의 스트레스이기도 합니다. 새로운 갈등 유발 요인이기도 합니다.
- 백신의 접종 순위는 상황에 따라 바뀔 수 있습니다. 감염의 양상과 사회 정책에 따라 바뀔 수도 있습니다(감염률 저하, 사망률 상승 등등의 지표와 학교 개방 등은 접종 순위에 영향을 줍니다). 이런 순위 변동에 유연하게 대처하는 것이 필요합니다.
- 백신의 제한된 공급으로 인해 예정된 날에 백신 접종을 하지 못할 수도 있습니다. 정확한 날짜보다는 대략 어떤 시기에 맞는다고 생각하시는 편이 좋습니다.
- 같은 직장 내에서도 백신 접종에 대한 순위가 크게 차이 날 수도 있습니다. 미국의 경우, 재택근무하는 예방의학과 교수는 후순위 직종이지만, 아이들과 부모들을 만나 진

료하는 소아청소년과 의사라면 먼저 접종을 할 수도 있습니다.

- 백신의 부작용 프로필이 하나씩 더 쌓이겠지만, 백신의 종류는 개인적으로 선택하기 어려운 상황이 계속될 가능성이 높습니다.

- 백신의 사적인 사용에 대한 승인은 나라마다 상당한 논란이 될 것입니다. 백신의 사적 유통에 대한 정책은 전 국민 접종이 끝나야 논의가 가능한 정책입니다. 그것도 백신이 남아돈다는 가정하에서만 가능한 이야기입니다.

- 백신 접종의 차등적 순서는 집단 간 갈등을 증가시킬 수 있습니다. 집단 간 갈등, 지역 간 갈등도 있고, 정부는 이제 접종자와 비접종자의 갈등 또한 준비해야 할 것으로 예상됩니다.

- 지속적으로 백신 접종 불평등에 대한 불만이 사회적으로 제기될 것입니다. 불만인 집단이 이미 있습니다. 환자 단체 연합, 선박 승무원 등을 비롯해 많은 우선 접종 요청 집단이 있습니다.

- K접종 신기술이 발표될지도 모르지만, 대체적으로 이스라엘 모델이 큰 참고가 될 것입니다.

- 교사의 접종에 대한 논란이 곧 시작될 것 같습니다. 이것은 미국에서도 계속되는 논란입니다. 학교를 열려면 교사

의 접종 순위를 높이라는 요구가 교사 집단에서 거세질 수도 있습니다.

- 백신 접종에 대한 유해 정보와 가짜 뉴스를 잘 정리하는 것이 중요할 것입니다. 중앙방역대책본부의 정례 브리핑 이외에도 어찌 보면 정부는 백신 뉴스를 따로 운영할 필요도 있을 것으로 생각합니다. 유튜브가 가장 중요한 채널이라면 정은경 질병관리청장님의 유튜브 데뷔가 필요할 수도 있겠지요.

글을 마치며

⋮

백신 민주주의로 시작해서 백신 국제연대로 나아가는
21세기 르네상스가 가능할까요?

백신 접종은 인류에게 여러 화두를 던져주는 성찰의 주제입
니다. 백신 접종을 둘러싼 여러 현상과 도덕적, 윤리적 현실을
우리는 이미 경험하고 있습니다.

그중에서 가장 큰 윤리적 주제는 평등에 관한 것이라고 할
수 있습니다. 백신 우선순위 결정도 평등과 관련된 중요한 윤
리적 주제입니다.

대통령이나 제약 회사 사장이 먼저 백신 접종을 받지 않
고, 과학과 윤리에 기반해 요양원 노인과 병원 일선의 전공의
가 우선 접종하는 것만 해도 진보라고 할 수 있습니다. 스쿨버
스 운전사가 교장 선생님보다 먼저 백신을 접종하는 것도 마
찬가지입니다.

평등을 넘어 백신 접종은 한 사회의 민주주의에 관한 현실
을 보여주는 하나의 지표이기도 합니다. 논의의 투명성, 결정

의 합리성, 대중의 합의, 기다림, 수용, 거부에 대한 설득, 다수 대중의 참여, 그래서 결국 집단면역이라는 목표에 도달하고자 하는 일종의 전 국민 집단행동이라고 할 수 있지요.

하지만 이것은 백신이 있는 나라에서의 이야기들입니다. 백신이 없는 나라는 백신 접종에 관한 뉴스를 보는 것 외엔 달리 할 수 있는 일이 없습니다. 문제는 백신을 구할 여력이 없는 나라, 그리고 여력은 있지만 경제력이 높은 상위 국가들이 모든 백신을 '싹쓸이'해서 백신을 구할 수 없는 나라들입니다.

이미 많은 뉴스에서 보도하고 있듯이, 현재 생산된 백신의 95퍼센트는 전 세계 10개 나라가 가져갔습니다. 잘사는 나라들의 백신 독점은 이번이 처음도 아닙니다. 백신 회사도 그들의 나라에 있고, 지식 재산권도 그들의 나라에 있고, 그들은 그것으로 막대한 이익을 보기도 합니다. 이런 현상이 사실 백신에 대한 거부감을 높여서 백신 접종률을 낮추는 역할을 하고 있기도 합니다.

이 독점과 독점에 기초한 지배 현상을 완화하기 위한 여러 조치를 국제사회는 서로 간에 약속한 바 있지만, 현재 그 약속은 지켜지지 않고 있습니다. 노르웨이, 캐나다 등 일부 국가는 자국의 백신 일부를 개발도상국이나 빈국에 지급하기로 결정해 국제사회로부터 환영받은 바 있습니다. 하지만 그런 결정은 더 확대되지 않고 있습니다.

WHO의 테워드로스 아드하놈 거브러여수스 사무총장은 이미 큰 우려를 갖고 경고를 했습니다.[58] 완전한 재앙적 수준의 도덕적 실패로 갈 것인지 말 것인지 우리가 그 기로에 서 있다고 말입니다. 그는 여러 제약 회사들이 백신 생산에 협력해주기를 요청했고, 25억 명 이상의 비서구 사회의 노인들과 취약 계층에 대한 접종을 호소했습니다.

코로나 팬데믹을 극복하기 위해서는 저개발국을 포함하여 많은 사람들이 백신을 접종해야 합니다. 코백스 퍼실리티 프로그램이 잘 작동하길 바랍니다.

시민의 힘으로 새로운 지구를!

중세의 페스트 이후 르네상스가 시작되었습니다. 수많은 죽음은 새로운 시작을 할 수밖에 없다는 것을 인류에게 알려주었던 것입니다. 코로나 이후의 미래에 관하여 많은 사람들이 말하고 있습니다. 백신 접종을 통해 나타나고 있는 여러 사회 현상에 기초해서 미래는 현실적으로 그려지고 있습니다. 그런데

---

58 『프레시안』, 「"백신 불평등, 재앙 수준의 도덕적 실패 나타날 수 있다"」, 2021.1.25.

그 미래는 환상적인 기술과 진보의 사회가 아니라 여전히 가짜 정보와 고장 난 민주주의와 분투하는 사회입니다. 함께 살아가기 위해 수많은 장치를 하지만, 위기의 순간 작동하는 장치는 얼마 되지 않는다는 것을 우리는 이번 기회에 다시금 알게 된 것입니다.

이제 국가가 작동할 수 있는 장치 외에 시민들이 움직이거나 풀어나갈 수 있는 장치들을 작동해야 합니다. 시민들이 국가에 제기할 수 있는 평등을 주장해야 합니다. 새로운 지구를 생각하면서 독점이 아니라 공유에 대해서 주장하고, 지구 위에 여러 민족이 함께 살기 위해서 공존이 가능한 나눔을 이야기해야 합니다.

백신 접종을 통해 새롭게 단련된 민주주의는 국제적 연대로 나아가 백신 접종의 인류 행복 모델을 만들고, 우리나라에서부터 실천할 수 있는 일들을 제안해야 합니다.

백신을 독점하는 국가가 아닌 백신을 나누는 대열에 우리나라도 함께하기를 소망합니다. 백신에 대한 지식을 독점하는 나라가 아니라 백신에 대한 지식도 국제적으로 공유하는 제도에 찬성표를 던지는 우리나라가 되기를 소망합니다. 백신 접종에 대한 우리들의 공부가 백신 민주주의에서 백신 국제 연대까지 나아가는 성찰과 지혜로 이어지기를 바랍니다.

복잡하고 산만한 이야기들을 함께해주신 독자분들에게 깊

은 감사를 전합니다. 의료 현장의 의료진분과 더불어 코로나 감염 행정 및 여러 현장에서 시민들과 함께하시는 여러분에게 이 지면을 통해서 다시 한번 감사를 전합니다.

**현직 의사들이 친절하게 알려드립니다
코로나19 백신**

초판 1쇄 발행 2021년 3월 10일
초판 2쇄 발행 2021년 7월 10일

지은이   김현수·김대중·허중연

발행인   박운미
편집장   류현아
편집   김진희
디자인   정보라
조판   박종건
교열   김화선
마케팅   김찬완
홍보   최승아
온라인 마케팅   유선사

펴낸 곳   ㈜알피스페이스
출판등록   제2012-000067호(2012년 2월 22일)
주소   서울 강남구 영동대로 315, 비1층(대치동)
문의   02-2002-9880
블로그   the_denstory.blog.me
ISBN   979-11-91221-07-7 03510
값   16,000원